비만·당뇨·콩팥병
악순환 고리를 끊다

비만·당뇨·콩팥병 악순환 고리를 끊다

초판 1쇄 발행 2024년 3월 5일

지은이 송정숙

펴낸이 김승헌

펴낸곳 도서출판 작은우주 / **주소** 서울특별시 마포구 양화로 73, 6층 MS-8호
전화 031-318-5286 / **팩스** 0303-3445-0808 / **이메일** book-agit@naver.com
등록 2014년 7월 15일(제2019-000049호)

ISBN 979-11-87310-81-5 03510

북아지트는 작은우주의 성인단행본 브랜드입니다.

비만과 당뇨를 잡는 송 약사의 영양소 요법

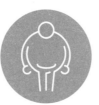

비만·당뇨·콩팥병

악순환
고리를 끊다

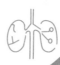

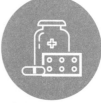

BOOK
AGIT

최광훈 대한약사회장 (약학박사, 대한약사회장, 전 중앙대 약대 겸임교수)

건강을 잘 가꾸면 병이 잘 생기지 않지만 이와 멀어지면 병은 유발된다. 우리가 건강하지 않은 이유는 건강에 관심을 가지지 않았기 때문이다.

이 책은 우리 몸에서 비만과 당뇨가 생성되는 원인과 해법을 명쾌하게 제시하고 있다. 우리나라도 초고령화 사회를 앞두고 있으며 많은 분이 만성질환을 피하기 쉽지 않은 상황이다. 고령화 시대에 건강 장수를 누리려면 비만과 당뇨병은 반드시 잡아야 한다.

이에, 단순하게 병원 진료와 처방 의약품으로만 치료하는 것이 아니라, 우리 몸의 구조에 대해 이해하고, 비만과 당뇨의 원인과 해법을 알고, 건강한 삶을 살 방법을 총 3개의 파트로 나누어 몸에서 비만과 당뇨가 멀어지는 방법을 이해하기 쉽게 기술하고 있다.

약사인 저자가 제시한 여러 가이드를 그대로 따라만 해도 몸이 변하고 있다는 것을 느낄 수 있을 것이다.

김홍진 (약학박사, 팜스 임상영양약학회 학회장)

비만은 당뇨를 부르고, 당뇨가 오래되면 콩팥병이 생깁니다. 의학의 발달로 인해 좋은 약이 많이 만들어졌지만, 당뇨약은 눈으로 보이는 수치만 조절할 뿐이고, 콩팥병에는 마땅한 약도 없습니다. 인체의 원리를 알면 당뇨병, 콩팥병을 잘 극복해 건강한 삶을 누릴 수 있습니다.

이 책은 일반인이 당뇨병, 콩팥병이 생기는 원리, 자연 치료에 대해 이해할 수 있도록 상세히 다루고 있고, 개국 약사가 읽기에도 부족함이 없습니다. 당뇨, 콩팥병을 자연스럽게 치유하고 싶은 분들께 필독서라고 생각됩니다.

변정석 (부산시 약사회장, 대한약사회 부회장, 부산 대학교 약학대학 겸임교수)

비만은 이제 단순한 미용을 넘어서 모든 질환의 원인이 되고 있다.
이 책은 현대인의 생활 습관이 어떻게 비만과 만성병을 일으키고 다스릴 수 있는지 잘 설명하고 있어, 당뇨병, 콩팥병으로 고민하는 분들에게 희망과 대안을 가지게 할 것이다.
특유의 재치 있는 비유가 읽는 재미를 더해준다.

이지향 (약사, 아산 큰마음약국, 방송인, 이지향 TV 운영)

사람이 일생을 산다고 하지만 연극의 1막 2막 3막처럼 다양한 분기점이 있는 것 같다. 첫 책의 추천사를 부탁하신 게 얼마 되지 않았는데 금세 또 책을 썼다며 추천사를 부탁하다니, 아~ 송 약사님의 인생은 1막 2막 3막을 거쳐 인생 최고의 절정기에 이른 것 같다는 느낌이 들었다.

글을 쓰고 공부하는 게 재미있어서 매일 새벽에 기상해서 하루를 시작하신다는 송 약사님의 하루는 공부와 기도와 상담으로 꽉 차 있다. 그야말로 덕업일치의 경지에 오른 듯하다

학술적인 내용이라 자칫 지루할 수도 있는 내용을 송 약사님 특유의 간결하고 경쾌한 문체로 읽기가 편하고, 읽다 보면 자연스럽게 이해도 쏙쏙 되어, 일반인뿐만 아니라 약사들에게도 무척 유용한 책이라고 생각한다.

이 책은 120세 장수 시대에 건강수명의 걸림돌인 인슐린 저항성이 어떻게 비만과 당뇨와 신장 질환에 영향을 미치는지 잘 정리되어 있다.

질병의 근본 원인이 무엇인지 잘 파악하고 돌아보게 하여 스스로 몸을 돌볼 수 있게 도와주는 현대인들의 건강지침서이다. 열정 가득한 송 약사님의 행보가 더더욱 기대된다.

만성병 중에서 고혈압, 이상지질혈증보다 더 무서운 질병이 바로 당뇨이다. 당뇨약은 먹어도 완치가 어려울뿐더러 합병증이 따라오기 때문이다. 내과 의사로부터 처방받는 당뇨약은 점점 가짓수가 늘어나기 마련이다. 한두 알로 시작했던 당뇨약이 몇 년 후 3~4가지로 늘어나는 사람은 아주 흔하게 볼 수 있다. 게다가 진통제와 더불어 당뇨합병증을 줄여주는 알파 리포익산과 찌릿한 신경증 치료제까지 포함되면 그야말로 한주먹이 된다.

비만과 당뇨는 동전의 양면처럼 같이 생기는 경향이 있다. 비만은 인슐린 저항성을 유발하고, 인슐린 저항성은 당뇨병을 부른다. 끈끈한 당 독소가 온몸에 돌아다니면서 조직을 망가뜨리고, 특히 눈이나 신경, 신 사구체에 타격을 주므로 말기 당뇨 환자는 신 투석하게 될까 봐서 조바심이 난다. 비만과 당뇨는 표현이 다를 뿐 같은 질병이고, 콩팥까지 망가지는 경우가 허다하다. 현대인은 패스트푸드와 달콤한 식품 첨가물로 건강을 위협받고 있다. 고령화 시대에 건강 장

수를 누리려면 비만과 당뇨병을 반드시 잡아야 한다. 그래야 콩팥병으로 이어지지 않는다. 게다가 암세포는 달콤하고 탄수화물이 많은 식사를 할 때 더욱 활개를 치게 된다. 당 독소를 멀리해야 암과도 멀어진다.

나는 처방전 그대로 환자에게 조제약만 건네거나, 달라는 약만 그냥 내주는 약사가 아니고, 그 사람 질병의 이면에 숨은 원인을 파악하여서 영양소로서 근본적인 건강을 회복하도록 도와주는 상담 약사이다. '통증과 염증을 동시에 잡는 송 약사의 영양소 요법'이라는 책으로 여러분에게 다가갔다면, 이번에는 비만과 당뇨의 원인은 무엇인지 알려주고, 이것을 해결해 주는 해법을 이 책에서 제시하려고 한다. 더불어서 콩팥의 기능은 어떻게 돌아가는지 상세히 설명하고, 투석에 이르기 전에 콩팥을 어떻게 돌보면 되는지 알려주고 싶다.

두루뭉술하게 얼버무려 설명할 수도 있겠지만, 약학자로서 정확한 학술을 바탕으로 설명해야 하는데, 그렇다고 어려운 학술적인 용어를 많이 쓰면 일반인들이 지레 질려서 못 읽을 게 뻔하다. 그래서 궁리 끝에 송 약사는 가능하면 어려운 내용은 비유해서 쉽게 설명해 보려고 한다. 간혹 생소한 용어가 나오더라도 그냥 읽어나가다 보면 어느덧 이해가 잘될 것이다. 왜냐면 모두 우리 인체와 밀접한 내용이기 때문이다.

식사 조절과 당뇨병 조절, 또 콩팥병은 결코 만만한 문제가 아니다. 하지만 날로 인간의 수명이 늘어가고 있는 지금, 하루라도 빨리 비만과 당뇨병이 왜 생기는지 이해하여서 생활 습관을 개선하고, 식습관을 교정해야 할 것이다. 이렇게 해야 투석이라는 고통을 겪지 않아도 될 것이다.

이 책을 천천히 곱씹으며 읽다 보면, 건강원리를 저절로 터득하게 되고, 비만, 당뇨, 콩팥병의 악순환 고리를 벗어나게 될 것이다.

책 내용을 감수(監修)하고 조언해 주신 팜스임상영양약학회 김홍진 박사님께 감사드립니다.
깊은 약학 지식을 공유해 주신 박정완 약사님(약국에서 써본 약 이야기 시리즈 저자)의 학술 내용이 알게 모르게 첨가되었음을 알려드리고 깊은 감사를 드립니다.

차례

1장 비만은 인슐린 저항성을 부른다

2장 인슐린 저항성은 당뇨를 불러온다

3장 당뇨를 잡아야 콩팥을 지킨다

1장

비만은
인슐린 저항성을
부른다

동물과 인간이
과일을 먹는 방법 차이

　인류문명이 최고조로 발달한 현대에 만성병인 당뇨병을 다스리려면 비만부터 해결해야 합니다. 현대인이 비만하기 쉬운 이유는 달콤한 패스트푸드는 너무 많이 섭취하는 반면, 운동량은 턱없이 부족하기 때문입니다.

　숲속의 나무들은 태양으로부터 에너지를 받고, 공기 중의 이산화탄소를 받아들여서 포도당으로 바꾸고, 포도당으로부터 과당을 합성해서 과일 속에 넣어 놓습니다. 숲속을 지나다니는 배고픈 동물들은 달콤한 과일을 먹고 힘을 얻어서 살아가고, 과일 속 씨앗을 숲속에 퍼뜨려 나무가 번식하게 도움을 줍니다. 과당은 식물과 그 숲에서 사는 동물의 접점을 만들어 주는 고마운 당이라고 할 수 있습니다.

고추의 씨앗은 딱딱하지 않으므로 멧돼지 등 이빨이 발달한 동물들이 씹어먹으면 다 뭉개져서 자손을 퍼트리지 못할 것입니다. 그래서 매운맛을 가져서 동물들이 함부로 먹지 못하게 자신을 보호하는 것입니다. 덕분에 사람들은 매운 고추로 양념을 만들어서 맛있게 먹고 있지요. 아무튼, 과일을 동물이 먹으면 당 독소에 노출되지 않습니다. 그런데 과일을 인간이 먹으면 당 독소에 노출될 수 있습니다. 왜 그럴까요?

가을철 배고픈 동물들이 나무 열매를 따 먹으면 아무런 탈이 나지 않습니다. 과당은 동물의 간에서 과당 분해과정(Fructolysis)을 거치고, 다시 당 신생과정을 거친 후 포도당이 되어 동물의 에너지원으로 작용합니다. 사람뿐만 아니라 동물도 과당을 바로 에너지원으로 사용하지는 못하고 간에서 포도당으로 전환해야 에너지원으로 사용됩니다.

식물은 포도당으로부터 과당을 합성하고, 또, 포도당과 과당을 결합한 설탕을 합성하기도 합니다. 당분에는 과일에 있는 과당, 엄마 젖에 있는 젖당, 또 성인이 먹는 포도당과 설탕 등 여러 가지의 형태가 있습니다. 신께서 과당을 식물의 번식을 위해서 창조했다면, 젖당은 포유류의 번식을 위해 만든 것 같습니다. 포유류는 어미의 유선에서 갈락토우즈를 만들고, 포도당과 갈락토우즈를 결합한 젖당을 만들어 유즙에 들어가므로 아기들이 이 젖을 먹고 자라는 것입니다. 동물들은 새끼가 젖을 뗄 무렵에는 장 상피세포에서 그 이상 유당을 소화하는 효소인 락테이즈(lactase)를 만들지 못해서 자연스럽게 유즙을 먹지 못하게 됩니다. 그런데 유독 인간은 다 자란 성인이 된 후에도 락테이즈를 만드는 능력을 보유하게 되어 여전히 우유를 많이 마시고 있습니다.

원래 우유는 송아지를 위한 음식이지요. 하지만 장에서 유당을 분해하는 락테이즈 분비가 잘 안 되어서 유당불내증으로 우유만 먹으면 설사하고 배 아픈 사람도 꽤 있습니다. 그리고 우유 속의 단백질인 카제인은 위산과 만나면 응고되므로 이 성분이 소화불량과 알러지를 유발하기도 합니다. 좁은 우리에서 사료 먹여서 키우는 소를 사육하는 과정에서 수많은 항생제와 성장 촉진제까지 투여하니, 우유가 성장기 어린이 건강에 필수적이라고 하여서 의무적으로 먹이던 우유 급식도 학교에서 사라진 지 꽤 됩니다. 우유 속에 포함된 성장 촉진제는 어린이들의 성조숙증 원인이 되기도 합니다. 암 환자들은 우유, 유제품을 금하는 게 좋다고 합니다. 우유 속에 포함된 성장인자인 IGF-1이 암세포도 성장시킨다고 하지요. 피자에 많이 들어가는 치즈조차 색과 모양을 그럴듯하게 합성한 가짜가 많다고 하니 우유, 유제품의 명성이 예전 같지 않아 보입니다.

생체는 갈락토우즈를 포도당과 같이 인식하기 때문에 포도당 수송통로(transporter)를 갈락토우즈가 공유하는데요, 과당은 포도당 수송통로를 이용하지 못하는 경우가 많습니다. 밥, 국수, 빵 등에 함유된 포도당과 우유나 치즈에 들어있는 젖당은 간에서 글리코겐으로 전환되어 저장할 수 있습니다. 그런데 과일이나 액상과당에 들어있는 과당은 간에서 글리코겐으로 저장이 안 됩니다. 그래서 과일이나 액상과당을 너무 많이 먹으면 과당이 간으로 가서 지방으로 저장되므로 당뇨, 지방간을 유발할 수 있습니다. 요즘 채소, 과일을 아침 식사 대용으로 먹는 것이 선풍적인 인기를 끌고 있는데요, 그렇다고 과일을 너무 많이 먹는다면 과일 속의 과당이 문제가 될 수도 있을 것입니다. 수많은 가공식품 속에 액상과당이 많이 들어있다는 것을 이미 다 아실 텐데요, 액상과당은 지방간으로 가는 지름길이므로 다이어트뿐만 아니고 건강까지 생각해 본다면 백해무익한 것입니다.

동물이 포도를 재배하지 않지만, 포도의 야생종이라 할 수 있는 머루의 껍질과 씨앗을 버리고, 머루 과육만을 먹는 일은 절대 없습니다. 그런데 인간은 배부른 상태에서 과일을 후식으로 먹기 때문에 과일의 과당이 당 독소로 작용하기 쉬운 것입니다. 사람들은 과일 껍질을 깎아 먹는 경우가 더 많지요. 과일의 껍질 속에 함유된 항산화 성분은 강한 자외선으로부터 그 과일을 보호하고, 해충이나 비바람 속에서도 견디게 해줍니다. 사과의 껍질 속에는 퀘르세틴(quercetin)이 들어있고, 포도의 껍질 속에는 레스베라트롤(resveratrol)이 들어있습니다. 또 포도씨 속에는 EGCG[1]와 같은 OPC 항산화제가 들어있습니다. 식물의 씨앗 속에는 그 식물의 유전자 정보가 들어있으므로 유전자의 변형을 막아주는 강력한 항산화제가 들어있는 것입니다. 만약 먹을 수 있다면 씨앗까지 먹으면 최고의 항산화제를 섭취하는 것이지요.

과당은 과일의 달콤한 맛을 내지만, 당도가 높은 과일일수록 껍질 속에 더 많은 항산화 물질이 함유되어서 당 독소에 노출되지 않게끔 만들어져 있습니다. 신께서 완벽하게 만들어 놓았다는 것이지요. 프랑스 사람들이 미국 사람보다 육식을 더 즐기지만, 심혈관 질환은 오히려 적게 걸리는 이유를 연구하다가 프랑스인들이 즐겨 마시는 적포도주 속에 함유된 레스베라트롤이라는 항산화제가 심혈관 질환을 예방한다는 결론을 내렸다고 합니다. 그러니 과일은 잘 씻어서 가능하면 껍질째 먹는 게 좋고, 식후에 먹으면 당분의 함량이 너무 많아질 뿐 아니라 이상발효를 일으킬 확률이 높아지니, 식전이나 식간에 적당히 먹는 것이 좋습니다. 그러면 포만감이 들어서 과식하지 않게 되고, 소화도 잘될 것입니다.

---

1 EGCG(Epigllocatechin Gallate): 카테킨이라고 불리는 식물성 화합물의 일종

과일의 껍질에는 보통 떫은맛을 내는 탄닌과 항산화 물질이 있는데요, 껍질을 깎고 과육만 먹으면 더 달콤한 맛을 느낄 수 있습니다. 껍질을 깎아 놓은 과일의 단맛이나 과일 주스의 달콤함에 성이 차지 않은 인간은 급기야 과당을 빵에 발라 열로 구워 먹습니다. 요즘에는 탕후루라고 과일에 끓인 설탕 시럽을 입혀서 먹는 간식이 아이들에게 유행인데요, 바삭바삭하고 달콤하니 아이들이 즐겨 먹고 있습니다. 아이들이 어렸을 적부터 이렇게 단 음식들에 길드는 것이 안타깝기도 합니다. 과당과 탄수화물이 합해지면 더욱 풍미가 더해진 맛을 느낄 수 있겠지만, 덤으로 최종 당화산물(AGEs)이라는 위험한 당 독소까지 섭취하게 된다는 것을 자각하는 사람은 과연 몇이나 될까요?

포도당과 과당은
무엇이 다를까?

당분이 단백질 찌꺼기와 결합한 부산물을 최종 당화산물(AGEs)이라고 합니다. 이것이 당뇨 합병증의 주범이지요. 당분은 구조상 고리가 열린(ring이 open) 상태와 고리가 닫힌(ring이 close) 상태가 균형을 이루며 체내에 존재합니다. 포도당은 알도스(aldose) 형태이고, 과당은 케토스(ketose) 형태입니다. 케톤 형태는 알도스 형태보다 상대적으로 고리가 열린 상태로 많이 존재하므로 과당은 포도당보다 당 독소를 더 잘 만들게 됩니다. 그러므로 과당을 많이 먹으면 체내에 끈끈한 당 독소가 더 많이 생길 수 있고, 당뇨 합병증을 일으키는 원인 물질로 작용하게 됩니다.

한 건물에 출입구가 하나이므로 대부분 그 출입구로 같이 들어가게 됩니다. 하지만 우리의 인체가 필요한 물질을 들여보내는 과정은 그리 호락호락하지 않습니다. 문지기가 지키면서 아주 깐깐하게 구별해서 들여보내는데요, 각 성분별 전용 통로가 있다고나 할까요? 인체를 공부할수록 그 정밀함과 치밀함에 감탄하곤 합니다. 우리가 먹는 탄수화물은 각 장기에 따라서 당분이 들어갈 수 있는 각각의 통로가 있습니다. 당분이 들어가는 통로(GLUT=glucose transporter)는 1번~5번까지 있는데요, 이런 통로(transporter)들의 포도당 친화성과 인슐린 의존성에 따라서 성격이 약간씩 달라집니다.

GLUT3 〉 GLUT4 〉 GLUT2 순으로 포도당 친화성이 높다고 할 수 있습니다. 기아나 금식 상태같이 혈당이 아주 낮을 때에는 친화성이 큰 GLUT3를 가지고 있는 뇌가 혈당을 사용합니다. 뇌세포는 혈당이 한순간이라도 공급이 안 되면 망가지므로 포도당이 즉시로 들어가야 할 것입니다. 혈당 수치가 60 정도로 떨어지는 위급한 순간에도 뇌로는 포도당이 유입됩니다. 대신 혈당이 지나치게 낮다면 다른 장기로는 포도당 유입이 제한되므로 사지가 축 늘어진 상태가 될 것입니다. 만약 혈당이 60 이하로 떨어진다면 뇌에 엄청난 손상이 초래될 것입니다. 고혈당도 위험하지만, 저혈당은 더 위험한 것이지요.

이렇게 포도당이 GLUT3 통로로 들어갈 때는 인슐린이 관여하지 않습니다. 무비자 입국처럼 인슐린의 작용 없이 최우선으로 뇌로 혈당을 공급해 주는 시스템을 가지고 있습니다. 전시 상황에서 호위하는 군사들이 창에 맞더라도 왕은 어떤 일이 있어도 지키고 보호하는 것과 같습니다.

혈당이 중간 정도일 때에는 친화성이 중간 정도인 GLUT4를 가지고 있는 근육과 지방이 혈당을 사용합니다. GLUT4 관문으로는 인슐린의 신호에 의해서만 들어갈 수 있습니다. 이러한 까다로운 공정이 존재하는 까닭은 근육과 지방에는 혈당이 적당량만 들어가야 한다는 뜻이 숨어있는 것 같습니다. 이러한 관문 없이 무한정 근육과 지방에 포도당이 들어가게 되면 곧바로 인슐린 저항성을 만들어서 비만과 당뇨병을 유발할 테니까요.

근육에 인슐린 저항성이 생긴 사람은 겉보기에는 아주 건강하게 보입니다. 대개는 체격이 퉁퉁하니까요. 물론 마르면서도 당뇨인 사람도 있습니다. 그런데 근육으로 포도당이 못 들어가니 음식을 먹어도 힘을 못 쓰게 되므로 기운이 없습니다. 이게 당뇨 환자의 딜레마입니다. 근육에 생긴 인슐린 저항성이 누적되다 보면 나중에는 지방에도 인슐린 저항성이 생기게 됩니다. 그러면 지방에도 포도당이 못 들어가니 바싹 마른 체형이 되는 것입니다. 바로 말기 당뇨 환자의 모습이지요. 그래서 당뇨병 초기에는 살이 찌고, 후기에는 살이 빠지게 됩니다. 췌장의 기능이 완전히 망가지고, 인슐린 수용체 모두 저항성이 생긴 말기 당뇨 환자는 인슐린 주사에 의존해서 살아가야 합니다.

인체 내의 물질이 이동할 때 농도가 낮은 데서 높은 곳으로 퍼 올리려면 에너지가 필요합니다. 이것을 능동수송이라고 합니다. 반대로 높은 데서 낮은 데로 내려갈 때는 단순히 농도의 기울기에 의해서 물질이 이동되므로 에너지가 많이 필요하지 않습니다. 이것을 수동 확산이라고 합니다. GLUT는 수동 확산을 통해서 이동하고, 신장에서 나트륨과 포도당을 재흡수하는 수송체인 SGLT(sodium-glucose co transporter)는 에너지를 들여서 능동 수송합니다. 그러니까 탄수화물을 많이 먹게 되면 어떤 에너지를 가하지 않아도 단순 확산으로 관문을 통과해서 퍼진다고 할 수 있겠지요. 대신 몸에 필요한 성분이 빠져나가는 것을 막는 데는 에너지가 많이 필요하다는 것을 알 수 있습니다.

이런 현상은 배고픈 인간에게 먹기만 하면 에너지가 흡수되어서 생명을 유지하는 이점은 있으나, 과식할 경우 그대로 에너지가 흡수되어서 지방으로 축적될 위험이 도사리고 있는 것입니다. 인류가 이 지구상에 존재한 이후 수많은 세월 동안 생존을 위한 음식만을 겨우 먹고 살았다면, 문명이 급격히 발달한 이후부터는 생존에 필요한 영양분보다 더 많이 섭취하므로 비만과 당뇨병이라는 골치 아픈 질병에 시달리기 시작한 것입니다. 과거 우리나라에서도 귀족이나 고관들이 많이 먹고 안 움직여서 당뇨병에 걸리므로 당뇨병을 부자병이라고 불렀습니다. 동의보감을 쓴 허준이 나오는 드라마를 보면, 당뇨병에 걸린 환자의 소변을 끓여서 맛을 보니 단맛이 난다는 장면이 생각납니다.

과당이 흡수되는 과정을 살펴본다면 장에서 GLUT5 통로로 장 내벽에 들어와서, GLUT2 통로로 혈액으로 나간 뒤에 간이나 췌장으로 갑니다. 과당은 들어가는 통로와 나가는 통로가 다른데요, 이렇게 과당이 들락거리는 통로는 딱 두 가지밖에 없답니다. 포도당이나 과당은 전하를 띠고 있는 큰 분자이므로 세포막을 그냥 통과할 수 없어서 트랜스포터(transporter) 즉, 전용통로를 통해서 들락거리는 것입니다. 인간사회도 질서와 규칙이 있지만, 일부 편법이 자행되기도 하지요. 하지만 인체는 조건에 맞지 않으면 그대로 배제 시키므로 인간사회보다 더 엄격하다고 할 수 있습니다.

과당은 GLUT4 통로로 못 들어가므로 근육이나 지방으로 들어갈 수 없고, 근육에서 에너지 대사를 시킬 수가 없습니다. GLUT4를 지키는 수문장이 절대 허용을 안 합니다. 과당은 주 에너지원이 아니라는 것이지요, 그러면 과당은 어디로 들어가느냐면, 간으로 가서 과당이 포도당으로 바뀌어야만 에너지원으로 사용됩니다. 다만 아주 혈당이 높다면 수동 확산으로 과당이 다른 통로로 들어갈 수 있습니다. 만약 아침 식사로 과일과 채소만 먹는다면 과당은 근육에서 에너지 소비가 안 되니 몸을 움직이는 데 사용할 에너지원이 바로 만들어지지 않을 것입니다. 아침에 채소 과일과 함께 탄수화물도 적당히 섭취해야 뇌와 근육에 에너지원으로 바로 사용됩니다. 공부하는 학생들이나 힘든 일과를 수행해야 하는 직장인들은 참고하시길 바랍니다.

사과, 포도, 배는 과당 농도가 높고, 바나나, 망고는 설탕 농도가 높습니다. 과일의 당도를 나타내는 브릭스(Brix)는 과일 100g당 당분의 함량을 백분율(%)로 표시한 것입니다. 요즘 과일 속에는 비타민이나 미네랄보다 인위적으로 당도만을 높인 과일들이 무척 많은 것 같습니다. 심지어 인공감미료를 비료처럼 사용한다는 말을 들은 적이 있습니다. 당도가 낮은 과일들은 잘 판매가 안 되니까요. 지나치게 단 과일은 한 번쯤 의심해 볼 필요가 있는 것 같습니다.

과당은 과일에도 있지만, 액상과당(HFCS)[2]에도 많이 들어있는데요, 콘 시럽이 여러 가지의 가공식품에 들어갑니다. 옥수수 전분 속에는 100% 포도당이 들어있지만, 효소 처리하여 50% 정도를 과당

---

2 액상과당(HFCS, High Fructose Corn Syrup): 100% 포도당인 옥수수를 효소처리하여
   50%가 과당으로 전환된 것

으로 전환한 것이 바로 액상과당입니다. 이 액상과당은 비만, 당뇨, 비알코올성 지방간(NAFLD)에 영향을 미칩니다.

과당이 들어가는 통로인 GLUT2는 간세포, 장, 췌장에만 존재하는데요, 인슐린에 의존하지 않아서 과당이 세포 내로 들어가든, 나가든 아무도 상관하지 않습니다. 적당한 통제가 없는 시스템은 항상 남용될 우려가 있듯이, 그대로 혈액에 유입된 과당은 간으로 직행합니다. 이처럼 액상과당을 많이 먹는다면 지방간이 되기 쉽다는 것을 알 수 있습니다. 적당한 식사, 적당한 운동이 왜 필요한지 아시겠지요? '나는 술도 안 먹고, 고기도 잘 안 먹는데, 왜 내가 지방간이 생길까?' 이런 궁금증을 가진다면 액상과당이 함유된 음식을 너무 많이 먹고 있는지 생각해 보시기 바랍니다.

인체의 대사 방향을 조절하는
인슐린과 글루카곤

우리 몸 대사는 호르몬에 의해서 좌우되는데요, 인슐린과 글루카곤, 갑상샘, 부신 호르몬 등이 대사에 큰 영향을 줍니다. 이러한 호르몬에 의해서 대사가 잘 된다면 적당한 체중을 유지하게 될 것이고, 대사가 원활하지 않으면 지방으로 쌓이게 됩니다.

인슐린과 글루카곤의 작용을 비유로 표현해 봅시다. 인슐린은 엄마와 비슷하고, 글루카곤은 아빠와 비슷합니다. 엄마는 집안일도 하고, 밥을 차려주고, 아이들도 돌보고, 심지어 직업을 통해서 돈도 벌기도 하는데요, 여러 가지 일들을 혼자서 잘 처리합니다. 이처럼 인슐린은 지방, 단백질 저장을 촉진하고, 먹을 것을 갖다 주어 살을 찌게 합니다. 돈을 벌어서 저축하듯 몸에 에너지를 쌓아 놓지요. 엄마의 일을 돕는 이모도 있는데요, 이모는 장에 존재하는 인크레틴

(Incretin) 호르몬입니다. 인크레틴에 의해서 만들어진 GLP-1은 인슐린 분비를 촉진하여서 인슐린 분비를 도와줍니다.

반면 글루카곤을 아빠로 비유할 수 있는데요, 혼자서 다니지 않고 친구들과 같이 다니는 경향이 있습니다. 아빠는 밥도 안 차려주면서 매우 활동적입니다. 아빠 호르몬인 글루카곤은 배가 고플 때 잘 분비되는데요, 몸의 대사를 활성화합니다. 아빠와 같이 다니는 친구들은 부신수질에서 나와서 교감신경을 활성화하는 호르몬인 에피네프린과, 부신피질에서 분비되는 코르티솔입니다.

또 밖에서 아빠 호르몬인 글루카곤에 지대한 영향을 미치는 존재가 있는데요, 바로 갑상샘에서 분비되는 티록신이라고 할 수 있습니다. 즉 부신과 갑상샘 호르몬은 에너지 대사와 체온 조절을 해주는 역할을 하면서 아빠 호르몬인 글루카곤의 작용을 활성화합니다.

이같이 배고플 때 글루카곤 호르몬이 활성화되어서 간에 저장된 글리코겐을 분해하고, HSL[3] 효소를 활성화해서 지방을 분해합니다. 아빠 친구인 에피네프린은 근육에 저장된 글리코겐을 분해하고, 코르티솔은 근육을 분해해서 혈중 아미노산량을 늘립니다. 아빠 상사인 갑상샘 호르몬은 에너지 대사를 촉진하여서 열을 발생하므로 글

---

3 HSL(hormone sensitive lipase): 호르몬 민감성 리파제로 지방분해를 촉진한다.

루카곤이 활성화됩니다. 이렇게 인슐린 엄마는 돈을 저축하고, 글루카곤 아빠는 저금통장에서 돈을 꺼내쓰면서 활동하는 격입니다.

해당(解糖) 과정이라는 건, 당을 풀어헤친다는 뜻인데요, 덩어리가 큰 포도당(탄소수 6개)을 탄소 3개인 피루브산으로 만드는 과정입니다. 피루브산에서 탄소 한 개가 또 떨어져서 생성된 아세틸-CoA(탄소 2개)는 세포 내 에너지 공장인 미토콘드리아 내막에서 크렙스 회

해당과정과 미토콘드리아 대사, 지방생성 과정

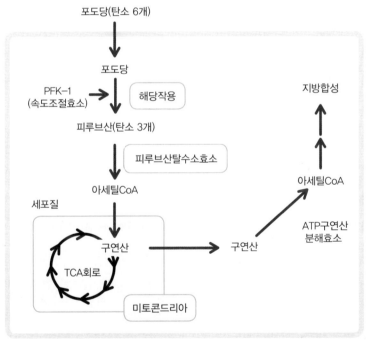

출처 : Curr Opin Plant Biol. 2004

로(TCA cycle)를 돌리기 위한 가장 작은 에너지 단위라고 할 수 있습니다.

큰 통나무는 아궁이에 못 들어가므로 도끼로 장작을 패야 아궁이에 들어가 탈 수 있겠지요. 아세틸-CoA는 작게 잘라진 장작이라고 생각할 수 있습니다. 이처럼 해당 과정은 탄수화물의 크기를 작게 자르는 과정이라고 생각하면 되는데요, 이제 장작을 아궁이에 넣고 불을 때서 온돌을 따뜻하게 하는 과정을 크렙스 회로를 돌리는 것으로 생각하면 됩니다. 그러니까 밥을 먹고서 힘을 내는 과정이지요. 밥은 포도당이 되고 포도당은 아세틸-CoA가 되어서 힘을 내는 원료로 사용되는 것입니다. 해당 과정은 세포질에서 일어나는 반응이고, 아세틸-CoA가 크렙스 회로로 들어가서 에너지(ATP)를 만드는 과정은 미토콘드리아 안에서 일어나는 반응입니다.

인체 내 에너지 공장인 미토콘드리아 내로 아세틸-CoA[4]가 들어가서 크렙스 회로(TCA cycle)를 돌려서 ATP[5]를 만들지만, 너무 많이 먹으면 구연산(citrate)이 미토콘드리아 밖으로 튀어 나가서 세포

---

4 아세틸-CoA : 탄소 두 개의 당분. 크렙스 회로로 들어가서 에너지를 만드는 원료가 된다.
5 ATP(adenosine triphosphate): 아데노신 3인산의 약자로 네 가지 염기 중 하나인 아데닌(adenine)에 인산기 3개가 나란히 직렬로 연결되어 있는 구조이다. ATP에 직렬로 배열되어 있는 세 인산기 중 하나를 떼어내 ADP(AdenosineDi-Phosphate)를 만들면서 이때 나오는 에너지를 생명 활동, 즉 운동 및 화학 반응 등에 이용한다

질에서 지방산을 합성하게 되고, 비만이 될 것입니다. 그래서 많이 먹으면 살이 찌게 되고, 이것이 반복되면 인슐린 저항성을 유발하게 됩니다.

해당 과정을 통하여서는 두 개의 ATP만 만들어지는데, 이것은 무산소 대사입니다. 젖산이 만들어지는 것입니다. 하지만 우리 인체의 주 에너지 공장은 미토콘드리아 안에서 돌아가는 크렙스 회로입니다. 크렙스 회로에 들어가서 최종적으로 30~32 ATP가 발생합니다. 이렇게 만들어진 에너지원으로 우리가 살아가는 것입니다.

피루브산에서 아세틸-CoA 가 만들어질 때 PDC[6] 효소가 필요한데요, 이 과정에서 필요한 조효소가 티아민 즉, 비타민 B1입니다. 티아민이 없으면 해당 과정이 제대로 일어나지 못하고, 젖산이 쌓이게 되므로 신체 통이 유발됩니다. 다리가 붓는 각기병의 원인이 되기도 하지요. 또 에너지를 충분히 만들지 못해서 늘 피곤을 느끼게 됩니다. 요즘에는 비타민B군 영양제를 고함량, 활성형 형태로 만들어서 피로 개선 목적으로 많이 판매되고 있습니다.

---

6 PDC(pyruvate dehydrogenase complex): 피루브산 탈수소효소 복합체, 피루브산에서 아세틸-CoA를 만들게 도와주는 효소

창조주의 꼼꼼하고 완벽한 설계로 쌀눈에는 비타민 B1(티아민)이 많이 들어있어서 밥을 먹으면 잘 대사되게 만들어졌습니다. 하지만 더 부드럽게 밥을 먹으려는 인간의 욕망으로 인해 몸에 좋은 쌀눈까지 깎아서 먹으니, 티아민 부족으로 에너지 대사가 충분히 되지 않아서 비만과 당뇨병의 원인이 되고 있습니다.

일본에서는 쌀의 50%까지 도정 한 후 발효시킨 술(사케)을 만들지요. 쌀눈에는 티아민을 비롯한 몸에 유익한 여러 가지 성분들이 함유되어 있습니다. 쌀눈을 버리고 먹는 것은 쌀의 가장 좋은 성분을 버리고 먹는 것입니다. 하지만 끊임없이 미각을 추구하려는 인간의 욕망 때문에 좋은 성분은 버리고 먹으니 건강에는 오히려 마이너스가 되고 있습니다. 약간 거칠더라도 몸에는 유익한 통곡류 같은 먹거리가 좋은 것입니다. 빵을 먹더라도 통밀빵이 몸에 좋은 이유가 이 때문입니다. 하지만 부드럽고도 달콤한 맛에 길들인 혀의 비위를 맞추느라 부드럽고 하얀 빵에 자꾸 손이 가는데 어쩌면 좋을까요?

인슐린은 PFK-1[7] 효소를 촉진하여서 해당 과정을 활성화하는데요, 포도당을 글리코겐과 지방으로 저장하기 위해서입니다. 인슐린은 에너지를 저장하는 호르몬이고, 혈당을 낮추는 역할을 합니다.

---

7 PFK-1(phosphofructo kinase): 해당 과정의 속도를 조절하는 효소

해당 과정에서 만들어 낸 에너지를 간과 근육에서 글리코겐 형태로 저장하고, 지방, 단백질의 합성을 촉진합니다.

저장된 지방을 분해하는 효소는 호르몬 민감성 리파제(HSL)[8] 인데요, 인슐린은 HSL를 억제합니다. LPL[9]은 반대로 지방을 저장하는 효소이므로 인슐린에 의해서 촉진됩니다. 이렇게 인슐린이 작동하여서 지방으로 저장되어야 혈액 속으로 포도당 방출이 억제되어서 혈당이 오르지 않을 것입니다.

만약 해당 과정에서 포도당이 충분히 만들어지면 음성 피드백 작용(그만 만들라는 신호)으로 PFK-1 효소가 해당 과정의 속도를 조절하여서 천천히 대사되게 합니다. 지나치게 살이 찌지 않게 조절하는 모듈레이터 역할을 하는 것입니다. 이렇게 음식을 먹더라도 너무 많이 저장되지 않도록 조절하는 장치가 우리 몸에 있다니 참 다행입니다. 하지만 패스트푸드에 첨가된 액상과당을 많이 먹으면 PFK-1 효소의 조절 작용이 잘 안 되어서 먹는 대로 살로 가고 지방간과 비만의 원인이 됩니다.

---

8 호르몬 민감성 리파제(Hormone Sensitive Lipase): 지방을 용출시키는 효소
9 LPL(lipoprotein lipase): 지방을 저장하는 효소

건강한 사람이 식후혈당 조절이 잘되는 이유는 몸에 남아도는 에너지가 별로 없기 때문입니다. 즉 사용할 에너지를 만들 만큼만 먹는다는 것이지요. 당 대사에 영향을 끼치는 가장 중요한 요소는 이소성 지방과 내장 지방입니다. 이런 지방이 많이 없이 건강한 사람은 지방을 용출시키는 HSL 분비를 억제하게 되므로 식후혈당이 잘 오르지 않습니다. 즉 인슐린이 HSL를 억제해서 이소성 지방과 내장 지방의 용출을 억제하게 됩니다.

공복인 경우에도 인슐린 분비가 완전 제로(Zero)가 되는 것이 아니고, 기저 인슐린 분비가 늘 되고 있습니다. 우리가 의식하지 못한 순간에도 뇌나 심장, 혈액은 끊임없이 움직이며 에너지를 소모하므로 인슐린 분비를 통한 포도당의 공급이 필요합니다. 정상상태에서는 인슐린은 글루카곤의 폭주를 막아주는 역할을 합니다. 즉 너무 많은 에너지를 녹여내지 않도록 조절하면서 글루카곤을 견제하는 것이지요. 엄마는 아빠가 너무 많은 돈을 쓰지 못하도록 간섭하는 것과 같습니다. 건강한 상태는 이렇게 인슐린과 글루카곤이 적당히 나오면서 균형을 이루는 상태입니다.

그런데 만일 간에 이소성 지방이 쌓이고, 간 옆에 있는 장기에 내장 지방이 낀다면 상황은 달라집니다. 인슐린 분비의 신호체계에 영향을 주어서 인슐린 분비 일련의 과정을 억제할 수 있습니다. 그러면 엄마 호르몬인 인슐린의 통제력이 작아집니다. 엄마의 잔소리가 작아지자, 아빠 호르몬인 글루카곤은 PC[10]를 활성화해서 당 신생을 촉진하게 됩니다. 아빠의 친구들을 불러 모아 에피네프린은 근육을 분해하고, 코르티솔은 단백질을 분해해 버립니다. 통장 잔액이 거의 없도록 탈탈 털려도 엄마의 힘이 작아져서 간섭할 수 없기 때문입니다. 이같이 내장 지방, 이소성 지방이 많이 생기면 인슐린의 통제력이 상실되어서 혈당이 오르게 되는 것입니다. 몸에 쌓인 지방 자체가 몸의 정상적인 조절 능력을 잃게 만드는 것이지요.

빵이나 피자가 집으로 배달되면 엄마가 힘들게 밥을 할 필요가 없습니다. 장작이 많으면 굳이 도끼로 통나무를 패지 않아도 됩니다. 에너지를 만들어 낼 물질이 많아지니 신체는 PFK-1을 촉진해서 해당 과정을 진행하거나, 어려운 과정인 GLUT4를 통해서 포도당을 받아들이려고 하지 않습니다. 이렇게 몸 안에 지방량이 많아지면 에너지를 꺼내서 쓸 때 포도당 형태보다 지방의 형태가 우위를 차지하는 것입니다. 인체는 에너지원으로 포도당보다 지방을 더 좋아합니다. 이렇게 되면 우선은 에너지를 만들기 쉬워 보이지만, 나중에는 몸의 시스템이 망가져서 호된 후회를 하게 될 것입니다.

---

10 PC(pyruvate carboxylase): 피루브산에서 탄소를 첨가하는 효소

근육에 저장된 글리코겐은 곧바로 쓰이는 것이고, 간에 저장된 글리코겐은 에너지가 고갈될 때를 대비해서 쌓아 놓는 것입니다. 지금 당이 넘치므로 저장했다가 배고플 때 사용하려는 목적이지요. 그런데 지방간이 쌓이게 되면 당 신생 억제가 안 되어서 간에 저장된 글리코겐을 분해하여서 포도당으로 만들어 쓰게 되므로 공복혈당이 높아집니다.

이처럼 공복혈당이 높아지는 것은 근육하고는 아무런 관련이 없고, 지방간으로 인해 지방 분해과정이 억제되지 않아서 올라가는 것입니다. 엄마가 몸이 아파서 누워 지내니 자녀들이 곳곳에 숨겨둔 과자, 아이스크림, 청양 음료를 마구 꺼내서 먹는 것이나 마찬가지입니다. 즉 엄마 호르몬인 인슐린이 제 역할을 못 하므로 혈당의 통제 능력을 상실하게 되는 것입니다. 결국, 비만이 인슐린 저항성을 유발하게 됩니다.

인슐린 저항성이란
무엇인가?

사람이 음식을 먹으면 이것을 잘 씹어서 위장으로 보내고, 소장으로 가서 영양분이 흡수되어서 살아갈 힘을 얻게 됩니다. 탄수화물이 분해되면 포도당으로 바뀌어서 세포 안으로 들어가게 되는데요, 크렙스 회로로 들어가서 ATP를 만들어야 힘을 쓸 수 있습니다. 그런데 포도당이 세포로 들어가려면 세포막에 지키고 있는 문지기의 허락을 받아야 합니다. 문지기가 인슐린이 포도당이 들어갈 수 있는 수용체, 즉 전용통로를 열어주어야 세포 안으로 들어가는 것입니다. 장기마다 들어가는 관문이 다르다는 설명은 앞에서 했지요. 가장 대표적인 통로가 GLUT4인데요, 근육과 지방으로 들어가는 관문입니다.

보통 하루 세 끼니의 식사를 하는데요, 대개 비슷한 시간에 식사하지요. 그런데 세 끼니 식사 외에도 여러 가지 간식을 먹을 수가 있습니다. 빵이나 떡, 과자, 과일 등 중간에 또 먹는 경우가 많지요. 저녁 식사 후에도 넷플릭스 한 편 보면서, 과자나 치킨, 맥주 한두 캔을 같이 곁들이면서 늦은 저녁 시간을 보내게 됩니다. 종일 받은 스트레스를 먹는 것으로 풀면서 시간을 보내면, 인슐린 입장에서는 매우 불만족스러울 것입니다. 세 끼니 식사 시간에도 포도당을 세포 속으로 집어넣느라 죽도록 일했는데, 중간에 간식 먹을 때도 또 일해야 하고, 심지어 저녁 늦게까지 계속 일해야 하니 이런 과중한 임무가 인슐린은 너무 힘들고 버겁게 느껴집니다.

이제 이런 일들이 반복되니 췌장에서 인슐린을 분비하는 일도 많이 지치고 힘들어서 슬슬 꾀를 부리기 시작합니다. 식사해도 인슐린 수용체도 때마다 만들지 않습니다. 왜 일을 안 하냐고 다그치면 자신도 이제 지쳐서 먹을 때마다 다 일을 못 한다고 저항합니다. 그러다가 마침내 인슐린 수용체는 아파서 드러누워 버립니다. 결과적으로 포도당이 세포밖에 쌓여갑니다. 엄마가 과로로 몸져누워 버리면, 개수대에 설거지할 그릇이 수북이 쌓이는 거나 마찬가지입니다.

그러면 인슐린이 병들었다고 약 처방을 합니다. 췌장에서 인슐린을 쥐어짜는 약을 처방하니 인슐린이 당연히 더 많이 나오겠지만, 인슐린을 받아들이는 수용체는 이미 병든 상태입니다. 수용체 부품에 티로신이 결합 되어야 포도당을 받아들일 수 있는데, 티로신 대신에 세린이라는 아미노산으로 교체된 상태입니다. 아무리 약을 먹어서 췌장을 쥐어짜 새로운 인슐린이 만들어줘도 잘못된 부품으로 교체된 인슐린 수용체의 기능이 나아지는 것은 아닙니다.

인슐린이 덜 나와서 그런 게 아닙니다. 시스템 자체가 고장 나버린 것이지요. 인슐린은 약까지 먹으니 더욱 혈관 안에 넘쳐납니다. 오히려 너무 많은 인슐린이 적체되어 혈관에 늘어 붙으니 혈액순환장애를 일으키고 고지혈증, 고혈압이 생기기 시작합니다. 이같이 당뇨병은 인슐린을 분비 못 하는 췌장의 기능 문제라기보다, 인슐린을 받아들이는 세포 내 수용체가 잘못된 문제라고 생각하는 게 옳은 것입니다. 그리고 나중에는 췌장에서 인슐린을 분비하는 기능도 서서히 망가지고 맙니다. 지칠 대로 지쳤는데 억지로 쥐어짜니 병나는 게 당연하지요.

이제 근육 안으로 그 이상 포도당을 집어넣을 수가 없어 근육은 힘을 쓸 수가 없습니다. 겉에서 보면 살이 통통하니 속 모르고 건강하게 생겼다고 합니다. 하지만 먹어도 힘을 못 쓰는 당뇨 환자는 정말 답답해서 죽을 지경입니다. 살맛이 안 납니다. 이제 비상대책회의를 열어서 근육으로는 도저히 포도당이 안 들어가니 지방 쪽으로 집어넣자고 결론을 내렸습니다. 이제부터는 밥을 먹으면 지방으로 포도당을 집어넣게 되니 지방이 더욱 쌓이기 시작합니다. 지방이 너무 많아지면 변성된 지방에서 아디포카인이라는 독소가 뿜어져 나옵니다. 몸이 점점 망가지기 시작하고, 수많은 활성산소가 발생하여서 온몸이 녹슬어 갑니다. 염증투성이가 되는 겁니다. 예전에는 적당한 지방을 지닌 체형으로 보기 좋았다면, 이제는 점점 D라인이 되어가고 옷을 입어도 맵시가 안 나게 됩니다.

이런 과정이 반복되어서 십수 년이 경과 되다 보면, 근육뿐만 아니라 지방에도 세린 인산화가 일어나서 섭취한 포도당을 받아들이는 수용체가 없어진 채 소변으로 당이 빠져서 몸은 바짝 마른 상태가 되고 인슐린 주사에 의존하여 살아가게 되는 것입니다. 이렇게 몸의 시스템이 총체적으로 망가진 상황이 인슐린 저항상태입니다.

이처럼 인슐린 저항성은 만병의 근원이라고 할 만큼 심각한 질병 상태라고 할 수 있는데요, 과거에는 먹을 것이 없어서 기아에 허덕였다면, 지금은 너무 먹을 것이 넘쳐나고 움직임은 적어지는 데서 생기는 시대적 비극이라고 할 수 있습니다. 비만과 당뇨는 나타나는 모습은 달라도, 원인은 똑같이 인슐린 저항성에서 출발 된 것이고, 당뇨병으로 진행되면 콩팥 기능까지 망가지는 사람이 허다하니 이 모든 문제의 열쇠 역할 하는 인슐린 저항성을 개선하는 게 가장 근본적인 대책이라고 할 수 있습니다. 이 책의 핵심 키워드는 바로 '인슐린 저항성'입니다. 인슐린 저항성을 잘 이해한다면 이 책 내용이 잘 이해될 것이고, 제가 말하고자 하는 의도를 잘 알 수 있을 겁니다.

당뇨병을 고치려면
인산화 오류를 바로잡아라!

　우리가 먹은 당분이 어떤 방식으로 세포 안으로 들어갈 수 있는지 알아봅시다. 당분이 세포 안으로 들어가기 위해서는 아주 세밀한 전달 체계를 통해서 들어가는 것인데요, 인슐린 저항상태란 이러한 신호전달 체계에 오류가 생긴 것이라고 할 수 있습니다.

　근육과 지방으로 포도당이 들어가는 관문인 GLUT4는 근육세포와 지방세포의 세포질에 있다가 인슐린이 수용체(IR)에 결합하게 되면 세포막으로 이동해 포도당이 들어올 수 있는 통로(transporter)가 만들어집니다. 이것을 전좌(자리 옮김 translocation)라고 합니다. GLUT4 통로는 없다가도 인슐린이 수용체와 결합하면 통로가 만들어지는 것입니다. 전등 스위치를 누르면 불이 켜지듯이 인슐린과 수용체가 결합하면 GLUT4 통로가 딱 만들어지는 것이지요. 우리 몸은 최첨단 자동화 시스템으로 돌아갑니다.

이 통로는 고정된 것이 아니라 필요할 때 만들어집니다. 정말 눈 깜박할 사이에 만들어지는 것이지요. 하지만 컴퓨터 키보드에 한가지라도 잘못 입력한다면 원하는 값을 얻을 수 없듯이, 컴퓨터보다도 더 정밀하고 복잡한 우리 인체는 이렇게 중간에 신호전달 체계가 잘못되면 밥을 먹어도 세포 안으로 포도당을 들여보내지 못하여 힘을 못 쓰게 됩니다.

인슐린 수용체가 제대로 작동하려면 티로신이라는 아미노산에 인산기가 붙어야(티로신 인산화) 단백질을 활성화해서 포도당이 세포 안으로 들어올 수 있습니다. 인산기가 붙으면 뭐든지 활성화되는 특징이 있습니다. 그런데 시도 때도 없이 음식을 먹어서 인슐린 수용체에 무리가 오게 되니, 티로신 대신에 세린이라는 아미노산이 인산기와 붙어(세린 인산화) 버립니다.

이러한 상태를 '인슐린 저항성이 생겼다'라고 표현하는 것인데요, 세린 인산화가 된다면 포도당이 세포 안쪽으로 들어갈 수가 없습니다. 대문 번호키의 비밀번호가 바뀌어 버리면 옛날 번호를 아무리 입력해도 문이 열리지 않는 거나 마찬가지입니다.

너무 많이 먹어서 혈중 유리지방산 또는 중성지방이 증가할 때나,

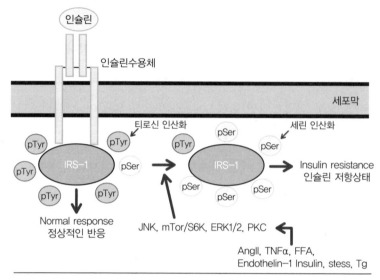

IRS-1(인슐린 수용체)의 정상적인 인산화 과정과 인슐린 저항성 상태의 인산화 과정의 차이

인슐린

인슐린수용체

세포막

티로신 인산화

pTyr

pSer

세린 인산화

pTyr

pTyr

IRS-1

pSer

pTyr

IRS-1

pSer

Insulin resistance
인슐린 저항상태

pTyr

pTyr

pSer

pSer

Normal response
정상적인 반응

JNK, mTor/S6K, ERK1/2, PKC

AngII, TNFα, FFA,
Endothelin-1 Insulin, stess, Tg

출처 : Molecular and Cellular Endocrinology 302 (2009) 128-139

TNF-알파와 같은 염증성 사이토카인이 증가할 때, 활성산소에 의한 산화적 스트레스가 증가할 때, 수용체는 그 이상 버티지 못하고 인슐린 수용체 기질인 IRS-1(insuline receptor substance-1)에 세린 인산화가 되면서 인슐린 저항성이 생기게 됩니다. 비만은 인슐린 저항성을 유발하고, 인슐린 저항성은 당뇨병을 불러오는 실마리가 되니 인슐린 저항성이 생기지 않도록 식이조절, 스트레스 관리, 꾸준한 운동이 꼭 필요합니다.

살찌는 타입도
남녀가 다르다?

　'올해는 다이어트에 꼭 성공하고 말 거야~'하고 다짐하건만, 살 빼기가 그리 호락호락하지 않지요. 작심삼일(作心三日)이 되기 쉽습니다. 다이어트에 성공하려면 살이 찌는 원리와 또 살이 빠지는 원리를 잘 이해할 필요가 있습니다. 무조건 굶는다고 살이 빠지는 건 아니지요. 남자들은 마음먹으면 비교적 쉽게 살을 뺄 수 있는데요, 여성들은 그렇지 않습니다. 왜냐면 남성은 주로 내장 지방이 잘 생기고, 여성들은 피하 지방이 더 잘 생기기 때문입니다. 지방 분해 (lipolysis)는 내장 지방은 비교적 잘되지만 피하 지방은 쉽지 않습니다. 남성들은 식사량을 줄이고 술을 안 먹으면 내장 지방이 끼인 것이니 뱃살이 금방 빠집니다. 그러나 여성들은 대부분 피하 지방이므로 잘 안 빠지는 것입니다.

근육세포와 지방세포에 있는 인슐린 수용체의 기질 즉 IRS가 조금씩 다릅니다. 내장 지방에 있는 호르몬 민감성 리파제(HSL)가 피하 지방의 HSL 보다 더 활성이 높은 편입니다. HSL는 'Hormon Sensitive Lipase'라는 효소로 지방을 혈중에 용출시켜서 사용하게 하는 효소입니다. 그래서 피하 지방보다 내장 지방이 더 잘 빠지는 것이고, 남성이 여성보다 내장 지방이 더 많으니 살을 빼기에 더 유리하다고 할 수 있습니다.

남성들에게 많은 내장 지방은 대사적(metabolic) 측면에서 활성화 상태이므로 남성들은 다이어트를 해도 근육 손실이 적고, 여성들에게 많은 피하 지방은 대사적으로 비활성화 상태이므로 단백질만 빠지고 지방은 여전히 남아 있기 쉽답니다. 여성들은 굶더라도 지방보다 단백질을 더 빨리 분해하게 됩니다. 여성을 여성스럽게 만들어주는 것은 지방이지만, 지방을 줄이기는 호락호락하지 않답니다.

특히 젊은 여성들은 임신과 출산, 수유를 위해 자궁 부근에 지방을 축적해 놓습니다. 여성 호르몬 분비가 잘 되는 가임기에는 자궁을 보호하고 따뜻하게 유지하기 위한 목적으로 생각됩니다. 과거에 물동이를 이러면 튼튼한 하체가 필요하고, 아기를 안고 업으려고 해도 탄탄한 팔뚝과 다리가 필요했을 것입니다. 신께서 이러한 필요를 따라서 여성들의 지방이 하체에 배치되도록 했을 것 같은데요, 배나

엉덩이 쪽에 쌓아 놓은 지방은 잘못하면 하체 비만이 되기 쉽지요.

젊은 시절에 피하 지방 때문에 S라인의 아름다운 몸매를 자랑하던 여성들도 갱년기가 지나면 에너지 대사율이 떨어지면서 남성처럼 복부비만이 되기 쉽고, D라인이 되는 경향이 있습니다. 반면 저녁에 술 많이 마시고 더불어서 안주를 잔뜩 먹는 습관이 있는 남성들의 뱃살은 무척 위험해 보이지만, 이러한 식습관만 줄이고 운동한다면 비교적 쉽게 빠진다니 그래도 희망적입니다.

LPL(lipoprotein lipase)은 중성지방을 글리세롤과 지방산으로 분해해서 지방세포 안으로 넣어주는 역할을 합니다. LPL 활성도가 높은 부위에서 지방 저장량이 늘어나게 되는데요,

이 LPL의 활성도에 따라서

남성 : 아랫배 〉 몸통 〉 팔다리 〉 얼굴

여성 : 허벅지 〉 아랫배〉 몸통 〉 팔다리 순으로 지방 저장이 잘 됩니다.

여성은 대개 하체 쪽부터 지방이 쌓인다고 할 수 있습니다. 남성이 많이 먹으면 아랫배가 나오는 까닭도 아랫배 쪽으로 LPL의 활성도가 가장 높아서 그런 것 같네요.

밥을 안 먹으면 어떻게 될까요? 글루카곤이 나오겠지요? 우리 몸

속에 저장된 에너지를 꺼내써야 합니다. 글루카곤 단계에서는 내 몸의 탄수화물을 제일 먼저 빼내어 쓰게 되는데요, 간하고 근육에 저장된 글리코겐이 약 1,000Kcal입니다. 이걸 다 쓰고 나면 아쉽게도 지방을 먼저 빼내지 않고 단백질을 빼내어 쓰게 됩니다. 밥을 많이 먹으면 지방으로 저장이 되는데, 체중 감량하기 위해 밥을 덜 먹으면 단백질을 먼저 빼내어 쓰므로 밥을 굶으면 지방은 늘어나게 되고, 근육량은 오히려 줄어드는 비극이 연출됩니다.

그러니 다이어트는 정말 어렵습니다. 그래서 굶는다고 다이어트가 되는 게 아니랍니다. 나중에 오히려 요요현상으로 더욱 폭식하게 되지요. 음식을 먹은 후 나머지 에너지는 간과 근육에 단기간 저장합니다. 이것은 마치 통장의 잔액과 같아서 필요하면 바로 꺼내어 사용할 수 있습니다. 그다음에 지방 조직에 장기간으로 저장합니다. 이것은 적금을 들어놓으면 돈을 찾아 쓰기가 어렵듯이 지방을 꺼내 쓰기란 어려운 일입니다. 그다음 단백질로도 저장됩니다. 그러니 살 빼려고 굶지 말고, 오히려 규칙적으로 식사를 하되, 탄수화물은 줄이고, 단백질량을 늘려서 먹는 게 좋습니다.

마블링 1등급 쇠고기는
알고 보면 이소성 지방

지방간, 지방 심, 지방 췌장 이렇게 지방이 없어야 할 곳에 지방이 끼어있는 것을 이소성(異所性) 지방이라고 합니다. 에너지 대사에 필요 이상의 식사를 하게 되면 인체는 기아를 대비하여서 몸에 쌓아놓게 되는데요, 먼저 피하 지방으로 축적되고, 그다음으로 복부에 내장 지방이 쌓이게 됩니다. 그다음에 이소성 지방으로 저장하게 되지요. 정상 간이나, 정상 췌장은 색깔이 붉고, 건강해 보이지만, 지방간, 지방 췌장은 지방이 끼이므로 노란색을 띠게 됩니다. 주로 배가 나와서 내장 지방이 있는 사람들이 이소성 지방을 많이 가지고 있을 것입니다.

이소성 지방은 근육에 마블링이 생기는 것을 말합니다. 마블링 쇠고기가 맛있다고 먹는데, 소에게 당지수가 높은 음식을 먹여서 인위적으로 만든다고 합니다. 자유롭게 방목해서 목초지를 뛰놀게 하면 비만 소가 절대 안 될 것인데요, 우리나라 사람들이 유독 마블링 있는 쇠고기를 좋아하니 옥수수 분말, 쌀 등겨 등 지방이 생기는 사료를 잔뜩 먹이고 우리에 가두어 운동을 안 시키니 이소성 지방이 침착이 된 쇠고기가 만들어지는 것입니다. 서양에서는 근육질의 고기를 맛있다고 먹습니다. 하지만 우리나라 사람들은 지방간에 걸린 소의 고기를 일 등급으로 분류하여서 비싼 돈 주고 사 먹는 겁니다.

당지수가 높은 음식을 먹는다면 세포 속으로 당이 더 빨리 들어오게 됩니다. 그러나 크렙스 회로가 빨리 돌아가는 데에는 한계가 있습니다. 크렙스 회로를 아궁이에서 불 때는 것으로 비유한다면, 아궁이에 장작을 던져넣어서 불을 때는 것은 한계가 있는데요, 누가 장작을 계속 가져온다면 아궁이 옆에 장작이 자꾸 쌓일 것입니다.

이처럼 크렙스 회로를 돌리다가 정체가 되면 세포 내에서는 포도당 상태로 쌓이는 것이 아니라 구연산이 밖으로 튀어나오게 됩니다. 이 구연산은 아세틸-CoA가 되어서 지방산 합성의 원료가 됩니다. 공장 생산라인이 정체되면 제품이 튕겨 나가서 라인밖에 쌓이는 것과 비슷합니다. 그러니 당지수가 높은 음식을 많이 먹게 되면 지방으로 저장되는 것입니다. 피하 지방, 내장 지방, 이소성 지방이 이렇게 세 가지 종류의 지방이 있지만, 당지수가 높은 음식을 먹게 되면 건강에 가장 치명타를 입히는 이소성 지방도 늘어나게 됩니다.

이소성 지방으로부터 강력한 염증 물질인 독성 사이토카인(아디포 카인)이 나오게 되는데, 간세포는 비교적 잘 견디는 편이지만, 췌장의 베타세포는 독성 사이토카인에 잘 견디지 못합니다. 특히 한국인은 서양인보다 췌장이 작아서 췌장의 기능이 약하고, 당뇨병에도 더 취약합니다. 간세포는 무던한 맏며느리라면, 췌장 세포는 예민한 아가씨라고 할 수 있습니다.

간에 지방이 낀 지방간은 10년~20년 후에 간염으로 발전하여서 간 기능에 문제가 생기기 쉽습니다. 하지만 췌장 지방은 불과 3~5년 후에 췌장의 베타세포를 손상해서 인슐린 분비 능력을 떨어뜨리므로, 췌장에 지방이 낀 상태를 그대로 유지한다면 3~5년 후에는 당뇨병으로 진단받을 확률이 커집니다. 반면 간세포는 췌장 세포와 달리 회복도 빨리 되는 편인데요, 체중 조절을 잘하면 10년 된 지방간, 지방 간염도 정상 간으로 돌아올 수 있다고 합니다. 간세포보다 췌장 세포가 지방으로부터 발생하는 활성산소에 더욱 취약하다고 볼 수 있습니다. 당뇨 진단 후 3~5년 안에 체중 조절해서 지방 췌장을 정상으로 만들어야 췌장 손상에 의한 당뇨병에서 벗어날 수 있습니다.

당뇨에서 벗어날 수 있는 가장 쉬운 방법은 체중감량(5~10%)입니다. 체중감량을 하면 지방 췌장에서 정상 췌장으로 회복되기에 췌장의 인슐린 분비 능력도 더 좋아지게 됩니다. 거기에 더해 조직 세포의 인슐린 저항성도 줄여주기 때문에, 췌장에서 생산해야 하는 인슐린양도 줄어들어서 췌장의 부담을 더욱 줄여주는 효과가 있습니다. 지방간과 간염, 당뇨병에 고생하지 않으려면 체중감량은 필수입니다.

초기당뇨나 당뇨 전 단계의 사람들이 췌장이 망가지는 기전은 초기에는 지방세포에 의한 산화적 스트레스 때문에 베타세포가 타격을 받게 되고, 후기에는 과활성화된 면역세포가 베타세포를 손상하게 됩니다. 결국, 비만을 내버려 둔다면 2형 당뇨병도 1형 당뇨처럼 자가면역질환의 양상을 띠게 되는 것입니다. 정상 췌장 세포가 고혈당, 고지방에 노출되면 당 독성과 지방 독성이 생겨서 초기에는 산화적 스트레스에 노출되고, 후기에는 MCP-1[11], TNF-알파[12], IL-1[13] 등의 면역세포가 분비하는 사이토카인에 의해 손상됩니다. 즉 췌장 세포가 망가지는 것입니다.

---

11 MCP-1(Monocyte Chemoattractant Protein-1): 단구 주화성 단백질
12 TNF-알파(tumor necrosis factor-*a*): 종양 괴사 인자
13 IL-1: 염증 유도성 사이토카인 중 한가지

췌장을 산화적인 손상, 면역학적 손상으로부터 보호할 수 있는 천연물이 다행히도 있는데요, 여주 속에 함유된 카란틴, 강황 속의 커큐민, 포도 껍질 속의 레스베라트롤, 녹차 속에 함유된 EGCG, 사과 껍질 속의 퀘르세틴, 콩 속의 제니스테인, 서양 엉겅퀴 속의 실리마린 등입니다. 산화적 손상, 면역학적 손상으로부터 췌장을 보호할 수 있는 성분이 함유된 제품을 평소에 먹어주면서 식이조절, 운동, 체중 관리를 잘하는 게 필요합니다. 가능하면 액상과당과 같이 당지수 높은 음식은 자제하는 게 좋고, 서서히 당을 높여주는 잡곡밥과 나물 같은 종류의 음식을 천천히 씹어먹는 게 좋습니다.

적게 먹어도 살찌는
사람은 왜 그럴까?

　엄청 많이 먹는데도 살이 잘 안 찌는 사람이 있는가 하면, 별로 먹는 것이 없는데도 살이 계속 찌는 사람이 있습니다. 많이 먹는데도 살이 잘 안 찌는 사람을 보면 심지어 얄밉다는 생각이 들기도 하고요, 많이 안 먹어도 늘 몸이 무겁고 살이 찌는 사람은 자기 몸이 왜 그런지 한탄하기도 할 것입니다. 왜 그럴까요? 바로 에너지 대사율의 차이라고 할 수 있습니다. 많이 먹더라도 에너지 대사율이 높은 사람은 살이 잘 찌지 않습니다. 에너지 대사율에 관여하는 중요한 호르몬은 갑상샘 호르몬과 부신 호르몬입니다. 이 두 가지 호르몬의 활성을 높이는 것이 진정한 다이어트라고 할 수 있겠습니다.

　마그네슘은 글루카곤의 작용을 극대화하는 미네랄이라고 할 수 있는데요, 쌓인 지방을 분해하는 효소인 HSL를 활성화하는 것은 마그네슘과 글루카곤입니다. 글루카곤은 펩타이드 호르몬인데요, 펩타이드 호르몬보다 스테로이드 호르몬의 작용이 훨씬 작용이 더 강합니다. 부신피질 호르몬은 스테로이드 호르몬입니다. 이 두 가지 호르몬이 HSL의 양 자체를 증가시켜 줍니다. 결국, 지방을 분해하려면 갑상샘 호르몬과 부신 호르몬이 정상화돼야 다이어트가 잘 된다는 말인데요, 갑상샘과 부신 기능이 떨어지면 HSL를 활성화하지 못하므로 체중이 늘어나게 됩니다.

운동하면 HSL가 활성화되거나 단백질의 양이 많아지고, 혈중 지방산의 양이 증가합니다. 왜냐면 HSL가 중성지방(TG)을 지방산으로 바꾸기 때문입니다. 그래서 정상적인 사람들은 운동하게 되면 혈중에 지방산의 양이 많이 관찰되는 것입니다. 그런데 부신 피로증후군이 있는 사람이나, 갑상샘 기능이 떨어져 있는 사람들은 HSL를 활성화할 수가 없어서 지방분해가 일어나지 않기 때문에 혈중에 지방산이 관찰되지 않습니다.

이렇게 부신이 고갈된 사람이나, 체내에 마그네슘이 매우 고갈된 사람, 갑상샘 기능이 떨어진 사람은 운동해도 지방산 분해과정이 잘 일어나지 않게 됩니다. 심지어 어떤 사람은 운동하다가 저혈당 현상도 일어나게 됩니다. 운동으로 에너지를 소모했으나 저장된 에너지를 꺼내서 사용하지 못하기 때문이지요. 그러므로 부신 피로증후군인 사람이 운동하게 되면 혈당이 더 떨어질 수 있으니 조심해야 합니다. 이런 상황에서 저혈당을 해소하기 위해서 급하게 단 음식을 또 먹어야 하므로 운동을 하면 할수록 체중이 더 늘어나게 됩니다. 우리가 흔히 생각하는 상식과 정반대의 결과입니다.

다이어트를 하려면 기초대사량을 높이는 것이 중요합니다. 기초대사량을 높여야 HSL가 활성화되는데, 젊은 사람은 기초대사량이 높고, 나이가 들수록 기초대사량이 떨어집니다. 그래서 나이 들면 많이 안 먹어도 군살이 자꾸 붙게 되지요. 나이가 들면 기억력도 떨어지고, 움직임도 줄어들지만, 무엇보다 기초대사량이 떨어지는 것입니다.

식사량에 따라서 기초대사량이 변화되는데요, 많이 먹게 되면 기초대사량이 높아지고, 적게 먹으면 기초대사량이 낮아집니다. 그러니 조금 덜먹거나 더 먹어도 체중의 변화가 크게 일어나는 것은 아닙니다. 기초대사량이 자동으로 몸에서 조절이 되기 때문입니다. 다이어트를 하려면 조금 덜먹고 기초대사량을 유지하는 것이 필요합니다. 그러려면 두 가지의 요건이 필요합니다. 갑상샘 기능과 부신 기능이 회복된다면 덜 먹고도 기초대사량이 유지될 수 있습니다. 그래서 우리 몸속에 존재하는 두 가지 난로를 갑상샘과 부신이라고 부르는 것이랍니다. 즉 에너지 부스터라고 할 수 있겠지요.

또 잠을 안 자면 살이 쫙 빠질 것 같지만 오히려 정반대로 살이 찌게 됩니다. 잠을 안 자면 콜레스테롤이 높아지고 오히려 비만이 되기 쉽습니다. 왜냐면 잠을 잘 때 인슐린 농도가 굉장히 낮아지고 글루카곤 농도는 적절히 높아지게 됩니다. 인슐린은 저장하는 호르몬이고 글루카곤은 분해하는 호르몬이지요. 그래서 충분하게 잠을 자면 수면 중에 혈당이 낮아지고 체중도 빠지게 됩니다. 미인은 잠꾸러기라고 하는데요, 잠을 잘 자야 당뇨병도 잘 안 생기게 되고, 날씬해지는 것입니다.

만약 몸이 염증 상태가 되면 염증성 사이토카인이 뇌 신경을 자극하므로 숙면이 방해될 것입니다. 또 스트레스를 받게 되면 부신 호르몬인 코르티솔도 더 많이 분비됩니다. 그러면 혈당도 덩달아 오르게 됩니다. 이런 경우에 나노 커큐민 제제를 복용하면 NF-KB를 억제해서 염증 수치를 낮추고, 히스타민 H1 수용체를 억제하므로 숙면에도 도움이 되고 당뇨 조절에도 도움을 줄 것입니다.

부신 기능이 너무 떨어진 사람은 판토텐산(비타민 B5)을 하루에 250mg~500mg 정도 복용하거나(부신 피로 영양제), 스트레스를 낮추는 홍경천 제제나 테아닌 등이 도움 되고, 갑상샘 기능이 떨어져 있다면 요오드 7~15mg 정도 함유된 제품을 복용하면 도움이 될 것입니다.

암세포가 포도당을
좋아하는 이유

암세포는 포도당의 혐기성 대사를 좋아하므로 암 환자는 해당 과정[14]을 항진시키는 고혈당 식품을 금하는 게 좋다고 말하고 있습니다. 그래서 가능하면 단 음식을 철저하게 배제 시키는 게 좋고, 탄수화물을 최소량으로 먹는 게 좋은데요, 좀 더 자세하게 알아봅시다.

인슐린은 저장을 유도하는 호르몬인데요, 당분을 세포 내로 유입시켜, 간과 근육에서 글리코겐 합성을 촉진하고, 지방세포에서 지방 합성을 촉진하고, 근육세포에서 단백질 합성을 촉진합니다. 포도당이 인슐린 수용체에서 잘 받아들여져서 세포 내 에너지 공장인 미토콘드리아에 들어간 후 산소와 만나서 에너지를 잘 생산해야 할 것입니다. 결과적으로 포도당 한 분자는 30~32 ATP를 발생시키고, 여섯 분자의 물과 이산화탄소로 대사된 후 소변과 호흡으로 배출되면 남는 것이 아무것도 없습니다. 이것이 정상적인 에너지 대사 과

---

14 해당 과정:탄수화물을 풀어헤쳐서 몸속에 이용되게 분해하는 과정, 피루브산을 아세틸-CoA로 만드는 과정을 말함

정이라고 할 수 있습니다.

그런데 만약 인슐린 저항성이 생기면 세포 속으로는 당분이 안 들어가고 혈관 속에 넘치게 되니 이것이 암의 증식을 부추기게 됩니다. 특히 크렙스 회로(TCA cycle)로 가는 유산소 에너지 대사 과정은 억제되고, 젖산 대사로 가는 무산소 해당 과정이 촉진되므로 암 증식을 촉진하게 됩니다. 인슐린 저항상태는 인슐린 수용체의 기능이 저하되어 있으므로 근육에서는 당 흡수가 되지 않아서 식후혈당이 높아지고, 간에서는 당 신생반응이 억제되지 않으므로 공복 혈당이 상승합니다. 또 지방합성을 억제하는 효소를 억제하기 때문에 지방합성이 증가하게 됩니다. 기계가 고장 나면 맘대로 조작이 안 되듯이 몸은 점점 나빠지는 판국인데, 암세포는 오히려 활개를 치게 됩니다.

암세포는 산소가 없는 무산소 대사를 하여서 포도당→피루브산→젖산을 만드는 과정(해당과정)에서 두 개의 ATP를 생산합니다. 암세포 대사의 특징은 미토콘드리아 내에서 발생하는 유산소 에너지 대사 과정(크렙스 회로)은 억제되고, 세포질에서 젖산을 생성하는 혐기성 대사로 가는 것입니다. 단 두 개만의 ATP를 만들지라도 암세포는 이 무산소 대사를 더 좋아합니다. 악의 꽃이 사회의 음지에서 자라나듯, 암세포는 산소와 햇빛을 싫어하는 음지의 세포라고 할 수 있습니다. 암 환자의 병증이 악화가 될수록 가슴 위쪽에서 숨을 헐떡이는 경향이 있습니다. 심호흡해서 단전까지 숨을 들이마셔야 온몸에 산소공급이 잘 되고, 암세포가 불리한 조건이 만들어질 것입니다.

암세포는 포도당의 흡수율이 정상 세포보다 수십 배 높아서 옆의 세포들의 포도당까지 몽땅 흡수해 버리므로 옆에 있는 세포들은 저혈당에 빠지기 쉽습니다. 암세포는 옆의 세포가 살건 죽건 아무 관심 없습니다. 오로지 자기의 덩치만 키워나갑니다. 그리하여서 온몸을 지배해 버립니다. 암세포가 무산소 대사를 통해서 에너지와 세포분열에 필요한 핵산, 지방산, 아미노산을 획득해서 자신의 에너지원으로 삼게 되므로 이런 혐기성 대사를 좋아하는 것입니다. 앵벌이로 힘겹게 모은 돈을 다 빼앗는 조폭 두목과 흡사합니다. 불쌍한 앵벌이들이 쫄 쫄 굶어서 배가 고프든 말든 두목은 아무 관심이 없습니다. 온몸에 암이 퍼지게 되면 결국 사망에 이르게 될 텐데요, 결과적으로 암세포의 숙주 역할 하는 몸이나, 암세포나 다 같이 비참해지는 건 마찬가지입니다.

암세포는 이런 혐기성 대사 과정을 통해서 젖산이 많아지므로 온몸의 혈액이 점점 산성화가 됩니다. 정상 pH는 7.4 정도로 약알칼리성을 띤다면, 암 환자의 세포 간질액은 pH 7.0이나 그 이하인 경우가 많습니다. 암 환자들의 침(타액)을 아침마다 검사해서 pH를 파악하는 암 전문 의사도 있습니다. 체액이 산성화가 안 되게 조절하는 게 암 관리의 관건이기 때문이지요. 지나친 육식을 하거나, 탄수화물 위주 식이나 식품 첨가물이 많이 함유된 음식을 먹으면 우리 몸이 산성화되기 쉽습니다. 반면 암세포는 고온에 약하다고 합니다. 그래서 고주파를 쐬어주면 암세포가 사멸되기 쉽다고 하는데요, 사람들의 마음속에 피어나는 암적인 상태인 우울증, 열등감은 사랑과 관심의 따스함에 물러가는 것과 같습니다.

암 환자, 결핵을 앓는 분들, 심한 당뇨병 환자들은 악액질(카켁시아 cachexia)[15]이 되기 쉬운데요, 아무리 단백질을 보급하여도 암세포가 단백질을 끌어다가 써버리므로 근육이 계속 빠지는 상태를 말합니다. 암세포의 힘을 억누르고 암을 극복하려면 설탕을 끊고 저탄수화물 식사를 하되, 대신 아미노산을 보급하면 좋습니다.

인슐린이 인슐린 수용체에 결합하면 두 가지 경로로 갈 수 있습니다. 수용체 신호전달 시스템인 IRS→Akt가 활성화되기도 하고, 또 다른 경로인 SHC→ MEK가 활성화되기도 합니다. 그런데 비만, 당

---

15 카켁시아: 암과 같은 악성 질환이 진행되었을 때 나타나는, 몸이 쇠약해진 증상. 전신이 마르고 발과 눈꺼풀에 부기가 생기며 피부는 빈혈 때문에 잿빛이 도는 누런색을 띤다.

뇨가 되면 인슐린의 신호전달 신호체계 중 IRS→Akt 경로에 저항성이 유발되므로 이 경로로 가지 못하게 됩니다. 대신 SHC→MEK 경로는 저항성이 생기지 않기 때문에, 이쪽 통로를 가게 되는데, 이 경로는 암세포가 성장, 증식(cell proliferation)하기 좋은 혐기성 대사경로입니다. 이같이 인슐린 저항성이 생기게 되면 암세포가 증식할 확률이 높아집니다.

화목한 가정의 자녀들은 일과가 끝나면 집으로 돌아오지만, 부모님의 사이가 안 좋고 가정의 분위기가 살벌하면 집으로 안 돌아가고 싶고 자꾸 밖으로 겉돌다가, 나중에는 가출해서 어두운 세계

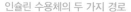

인슐린 수용체의 두 가지 경로

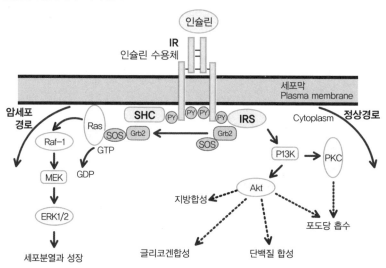

출처 : Olivares-Reyes, et al, 2008

로 들어갈 수 있듯이, 인슐린 저항이 생기게 되면, 포도당 대사가 SHC→MEK 경로로 갈 확률이 높아집니다. 인체도 선순환이 안 되니 악순환 쪽으로 돌아가게 됩니다. 이런 악순환 상태가 암세포를 키우게 되는 것입니다.

고인슐린 혈증이 암세포 성장과 분화하는 신호전달을 활성화한다는 것입니다. 평소에 달콤한 음식을 즐겨 먹거나 액상과당이 첨가된 패스트푸드를 자주 먹는다면, 인슐린 저항성을 가져오게 되고, 결국 암세포가 좋아하는 경로로 가서 암세포를 키우게 됩니다. 소박한 한식이 건강에 좋고, 가능하면 너무 단 음식을 추구하면 안 되겠지요. 패스트푸드에는 액상과당뿐 아니고 입맛을 자극하기 위해서 상상을 초월하는 식품 첨가물들이 배합되어 있습니다. 인스턴트 음식처럼 혀를 자극하는 맛을 멀리하고, 밋밋하지만 먹을수록 음식 고유의 맛이 느껴지는 천연재료로 만든 음식을 먹으려고 노력해야 암에 걸릴 확률도 줄어듭니다.

인공감미료
계속 먹어도 될까?

6·25 사변이 생긴 이후 가난에 찌든 우리나라에 외국에서 원조가 오면서 분유 포대와 설탕 포대도 함께 제공되었습니다. 설탕이 단맛이 나고 피로 개선에 좋다는 입소문에 냉수에 타서 먹거나 설탕물에 국수를 말아먹기도 하였습니다. 그간 천연의 단맛에 익숙했던 우리나라 사람들에게 설탕은 단맛의 신세계였습니다. 그런데 인공감미료는 설탕보다 더 단맛을 잘 내면서도 건강에는 그리 해롭지 않다고 알려져 있습니다. 아스파탐은 열량이 없어서(Zero Kcal) 비만을 유발하지 않으면서도 설탕의 200배에 달하는 강한 단맛을 내므로 여러 가공식품에 첨가되고 있습니다. 이렇게 설탕을 대체하여 단맛을 내는 인공감미료를 많이 섭취하여도 과연 안전할까요?

예전에 우리 조상들은 조청을 고아서 은근한 단맛을 내거나, 곶감이나 꿀을 소중히 보관했다가 특별한 날에만 꺼내 먹곤 하였습니다. 홍시에 인절미를 찍어 먹는 맛도 일품입니다. 천연 유래 단맛은 씹을수록 식품 고유의 맛과 풍미를 느낄 수 있습니다. 하지만 이런 천연의 단맛은 점점 자취를 감추고 있고, 인공적인 단맛이 듬뿍 함유된 음료나 음식에 길들게 되었습니다. 그 대가로 체중이 증가하거나 제2형 당뇨병, 비만 및 고혈압과 같은 대사성 질환에 노출될 확률이 높아지고 있습니다.

누구에게나 익숙한 단맛을 유지하기 위해 기업들은 제품에 인공 감미료를 약방의 감초처럼 사용하고 있습니다. 인공감미료에는 아스파탐[16], 수크랄로스. 사카린. 네오탐, 어드밴탐, 아세설팜-k 등이 있습니다. 감미료의 또 다른 유형으로 당알코올도 있는데요, 설탕 대용품으로 쓰이고 있습니다. 일반적으로 당 1g마다 2.6 Kcal를 함유하고 있는데요, 말티톨, 이소말트, 소르비톨, 자일리톨, 만니톨, 에리스리톨 등입니다. 당알코올은 기술적으로 인공감미료 범주에 속하지는 않지만, 열량이 포함되어 있으며 과잉 섭취하면 당뇨병 위험이 증가할 수 있습니다.

---

16 아스파탐: 아스파르트산과 페닐알라닌이 함유된 아미노산을 기본구조로 하고 있다. 조리 과정 중 가열하면 구조가 파괴되어서 조리하지 않는 음식에 첨가하는 것이 좋다. 페닐알라닌의 비율이 높으면 페닐 케톤뇨증 환자는 페닐알라닌을 분해하지 못하므로 복용하다가 위험해질 수 있어 단맛이 나는 음식, 특히 제로 칼로리 음료라면 반드시 성분 확인을 하는 게 좋다.

BMJ(British Medical Journal 영국 의학 저널)에 발표된 연구에 따르면 인공감미료가 첨가된 제품을 섭취하면 심장병과 뇌졸중 위험이 증가할 수 있다고 합니다. 실험에 참여한 참가자들의 식이 섭취량을 추적한 결과 인공감미료의 섭취 증가는 심혈관 질환 및 뇌졸중 위험 증가와 관련이 있는 것으로 나타났습니다. 또 클리블랜드 클리닉 (Cleveland Clinic)에서 미국과 유럽에서 4,000명 이상의 참가자를 대상으로 연구한 결과, 당알코올 종류인 에리스리톨을 섭취하면 혈소판의 활성화와 혈전 형성이 더 잘되므로 뇌졸중과 심장병의 위험을 높인다는 사실을 발견했습니다.

그뿐만 아니라 인공감미료가 암을 유발할 수 있는 위험 요소라는 사실은 꽤 오래전부터 연구되었습니다. 암 위험에 대한 뉴트리넷-산테 연구(NutriNet-Santé study)[17]에 등록해서 자발적으로 참여한 성인 102,864명의 데이터를 검토해 보니 (식단, 생활방식, 건강 데이터, 병력 및 사회 인구 통계학적 정보) 조사 결과 인공감미료를 섭취한 소비자들의 총 암 위험은 13% 증가했으며, 유방암 위험은 22%, 비만 관련 암 위험은 최대 15%까지 증가했습니다.

분자(Molecules and Cells)[18]에 발표된 연구에 따르면, 인공감미료

---

17 뉴트리넷-산테 연구(NutriNet-Santé study):프랑스 인구 집단 코호트 연구.

의 사용은 장내 세균 증식을 유발할 수 있는 요인 중 하나로, 장내 박테리아의 정상적이고 건강한 활동을 방해하고 DNA 손상을 일으킬 수 있다는 사실을 발견했습니다. 일반적으로 사용하는 감미료는 모두 이러한 부정적인 영향을 미치는 것으로 나타났습니다.

이같이 천연 유래 당이 아닌 인공감미료는 열량도 낮고, 단맛의 신세계가 열린 듯 미각을 자극하지만, 잘 알고 보면 우리 인체의 정상적인 대사 과정을 방해하고 상당한 타격을 주는 것으로 나타났습니다. 현대인들이 빠르고 간편한 식생활 패턴 추구로 패스트푸드를 점점 선호하게 되지만, 진정한 건강을 위해서는 간편식을 멀리하고 자연 그대로의 단맛과 조리법으로 돌아갈 때입니다.

슬로우푸드를 만들고 조리하는 데는 정성과 시간이 많이 들어갑니다. 요즈음 제가 약국을 운영하는 부산 영도구에도 어르신들이 고령화되면서 이제 김장도 덜 한다고 합니다. 그간 김장철이 되면 어머니들이 정성껏 100포기, 50포기씩 김장하여서 자녀들에게 나누어 주시던 풍습도 옛 추억이 되고 있습니다. 간장, 된장, 고추장을 직접 담가서 주시던 어르신들이 이제 별로 없으니, 음식을 만드는

---

18 분자(Molecules and Cells): 세포의 분자 생물학에 관한 기본 지식의 발전과 보급에 헌신하는 국제 저널이다.

데 있어서 중요한 기본적인 양념조차 인공 향과 맛으로 범벅되지 않을까 염려되는군요.

참고문헌:
닥터 메르콜라 (미국 건강 정보지), 저열량 인공감미료가 건강에 미치는 영향 및 전망 (한국 과학기술정보연구원 전문 연구 위원 윤태욱) 인공감미료와 당대사 (한국과학기술정보연구 원 전문 연구위원 정갑택) 정보제공:김성철 약학박사

네 가지 타입의
비만 체형

　비만에도 사람마다 살찌는 형태가 조금씩 다릅니다. 비만의 원인을 크게 대사성 원인과 호르몬성 원인 두 가지로 분류할 수 있습니다. 대사성 원인으로 살이 찌는 경우는 아주 잘 먹는데, 대사 기능이 떨어지니 먹은 만큼 소모되지 못해서 비만이 되는 경우라고 할 수 있습니다. 호르몬성 원인으로 살이 찌는 경우는 먹는 것은 별로 없는데 살이 찌는 경우입니다. 이런 경우에는 부신 기능과 갑상샘 기능을 활성화할 필요가 있습니다.

1) 장간(腸肝) 이상형 비만(D 라인 체형)

　장간(腸肝) 이상형 비만 체형은 아랫배가 나온 체형입니다. 간장(肝腸) 기능에 문제가 있는 사람이라고 볼 수 있는데요, 저녁에 음주하면서 열량이 높은 안주를 먹고 자게 되면 내장에 지방이 끼어서 복부 비만이 됩니다. 이런 사람들은 식이 습관을 잘 조절하지 않으면 만성 대사성 질환인 지방간, 고혈압, 이상지혈증, 당뇨병이 줄지어서 따라올 것입니다. 장간 이상형 비만에는 AMPK[19]를 활성화하는 나노 커큐민 제제가 도움이 많이 되고, 가르시니아 캄보지아에 함유된 HCA[20] 성분은 ACL[21] 효소의 기능을 억제하여서 지방으로 쌓이는 것을 방지해 주는 성분입니다. 한방 처방으로는 방풍통성산이 내장 지방을 배출시키는 데 도움이 됩니다.

2) 거미형 체형(팔, 다리는 가늘고, 복부는 비만인 체형)

부신 피로증후군이 심한 사람은 과도한 스트레스로 코르티솔이 고갈되므로 체력이 쉽게 떨어져서 이를 보충하느라 식사와 식사 중간에 커피라든지 달콤한 간식을 자꾸 챙겨 먹게 됩니다. 먹는 것으로 스트레스를 푸는 경우가 많지요. 그래서 복부는 점점 비만해지는데, 스트레스가 많으니 과다한 코르티솔이 나와서 뼈를 공격하므로 골격이 약해져서 팔다리가 가느다란 체형이 됩니다. 즉 거미형 인간이 되는 것입니다. 이런 체형은 부신 기능이 향상되면 HSL이 활성화되어서 살이 잘 빠지게 됩니다.

---

19 AMPK(AMP-activated protein kinase): AMP 활성 단백질 인산화 효소. 에너지 대사를 활성화하는 효소

20 HCA(Hydroxy Citric Acid): ACL 구조와 유사함. 가르시니아 캄보지아에 함유된 성분으로 지방의 축적을 방지한다

21 ACL(ATP Cirate Lylase): ATP 구연산 분해효소. 탄수화물을 지방으로 저장시키는 효소

3) 대사성 비만(전신 비만형)

갑상샘 기능이 저하되면 체온이 낮아지고 온몸 전체의 대사 기능이 떨어지므로 비만과 고지혈증이 될 수 있습니다. 이런 경우에는 전체적으로 살이 찌는 체형입니다. 갑상샘 호르몬은 체온을 조절하고 심장박동수를 조절하는 등 에너지 부스터 역할을 합니다. 병원에서 갑상샘 저하증이라고 진단받지 않은 무증상 갑상샘 저하증인 사람들이 많습니다. 여러 가지의 환경 독소와 미국산 밀가루 속 브롬 독소 때문입니다. 이런 사람들은 추위를 많이 타고, 머리가 멍하고 에너지 대사가 잘되지 않아서 잘 붓고, 조금만 먹어도 살이 찌기 쉬운 경향이 있습니다.

4) 여성 호르몬성 비만(하체 비만)

여성들은 출산과 육아를 해야 해서 이를 대비하여 지방을 복부와 하체에 쌓아 놓는 경향이 있습니다. 아프리카 여성들이나 서양인들이 이러한 체형을 많이 가지고 있습니다. 나중에 임신할 경우를 대비해서 그쪽에 쌓아 놓는 것이지요. 모두 여성 호르몬의 영향입니다. 성장 호르몬도 다이어트에 영향을 미칩니다. 한참 성장 중인 아이들이나 젊은이들은 웬만큼 과식을 안 한다면 대부분 날씬한 몸매를 유지하는 이유가 바로 성장 호르몬 분비 때문이랍니다. 반면 나잇살이라고 하여서, 나이가 들수록 별로 안 먹는데도 허리둘레가 날이 갈수록 늘어나는 이유는 성장 호르몬이 부족한 것 때문이기도 합니다.

살이 찌면
남성화가 되는 이유

여성이 정도 이상으로 비만해지면 생리불순과 난임으로 고생하는 사람이 있습니다. 또 모습이 남성처럼 바뀔 수도 있답니다. 모두 인슐린 저항성 때문에 생기는 현상인데요, 왜 그런지 알아봅시다.

비만하면 인슐린 저항성이 생기게 되고, 간에서 SHBG[22] 합성량이 떨어지게 됩니다. SHBG이란 유리하는 성호르몬을 결박시켜서 적당량만 존재하게 조절하는 호르몬입니다. 일종의 성호르몬 경찰이라고 할 수 있지요. 인슐린 저항성은 SHBG의 활성을 억제해서 혈액 속에 떠돌아다니는 유리 에스트로젠(free estrogen), 유리 테스토스테론의 양이 더욱 많아지게 됩니다. 부모가 통제를 안 하면 자

---

22 SHBG(Sex Hormone Binding Globulin): 성호르몬 결박 글로불린

녀들이 집이나 학교에 안 가고, 거리를 떠도는 것과 비슷합니다.

또 인슐린 저항성이 생기게 되면 지방세포에서 방향화 효소 (aromatase)가 테스토스테론을 에스트로젠으로 대사시키므로 에스트로젠 우세 증을 유발해서 유방이나 난소에 문제를 유발할 수 있습니다. 비만한 남성이 여성형 유방을 가지는 경우도 에스트로젠 우세증 탓이라고 할 수 있습니다.

비만에 의한 인슐린 저항성은 호르몬 불균형을 가져오게 되고, 에스트로젠 우세 증을 유발하게 됩니다. 콜레스테롤 수치나 중성지방 량도 늘어납니다. 갑상샘 저하증을 유발하게 되고, 그러면 에너지 대사율이 떨어져서 지방량이 점점 늘어나게 되어 복부비만이 됩니다. 또 편두통이 생기기도 합니다. 인슐린 저항성이 생기니 음식을 먹어도 세포 속으로 당분이 못 들어가므로 자꾸 허기가 지게 되고, 달콤한 음식을 갈구하게 됩니다. 초콜릿같이 단 음식을 자꾸 집어 먹다 보면, 체중감량이 점점 불가능해지는데요, 먹어도 끊임없이 배가 고프다고 느껴집니다. 이것이 비만과 인슐린 저항성의 악순환 고리라고 할 수 있습니다.

여성 호르몬의 생성 과정을 살펴보면 난포 자극 호르몬(FSH)의 자극을 받아서 원시 난포가 성장하여 1차 난포 세포(granulosa cell),

2차 난포 세포(theca cell), 3차 난포가 되어서 14일 정도가 되면 황체 자극 호르몬(LH)에 의해서 황체 호르몬이 나오고 배란이 됩니다. 만약 정자와 수정되지 못하면 14일 후에 생리혈로 배출됩니다.

난자의 과립막 세포를 난포막 세포가 싸고 있는데요, 곁에 있는 난포막 세포(theca cell)에서는 안드로젠이 합성되고, 안에 있는 과립막 세포(granulosa cell) 에서는 에스트로젠이 합성됩니다. 난포막 세포에는 LDL 수용체가 있어서 콜레스테롤을 원료로 프로게스테론을 만들고, 이것을 가지고 남성 호르몬인 안드로젠은 만들게

난포막 세포(theca cell)와 과립 세포(granulosa cell)에서 여성 호르몬의 생합성 과정

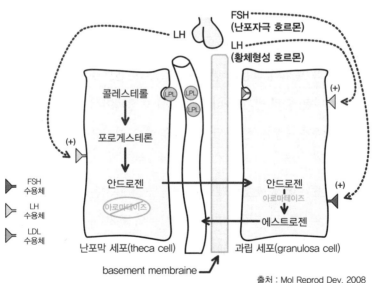

출처 : Mol Reprod Dev. 2008

됩니다. 하지만 난포막 세포에는 방향화 효소(aromatase, estrogen synthetase)가 없으므로 에스트로젠으로 전환되지 못합니다. 배란되기 전에는 과립막 세포로 건너갈 수 없습니다. 차단막으로 싸여 있기 때문이지요.

배란되면 과립막 세포를 싸고 있던 막(basement membrane)이 벗어지면서 안드로젠이 과립막 세포로 건너갈 수 있고, 과립막 세포 안에는 방향화 효소(aromatase)가 있으므로 안드로젠이 에스트로젠으로 전환되어 임신이 가능한 것입니다.

구중궁궐 깊은 곳에 사는 공주처럼, 에스트로젠은 우리 몸속 가장 깊은 곳에서 만들어집니다. 하지만 배란되기 전에는 안드로젠이 절대 침범할 수 없게 막으로 단단히 싸여 있다는 점도 여성 호르몬이 가지는 신비인 듯합니다. 난자가 충분히 성숙 될 때 비로소 안드로젠이 방향화 효소의 작용을 받아서 에스트로젠으로 바뀝니다. 꽃이 가장 아름다운 순간 벌과 나비에 의해서 수정되어서 열매가 맺히듯, 임신도 난자가 충분히 성숙 되어야 가능한 것이지요.

환경 독소는 여성 호르몬과 유사한 구조를 가지는데요, 배달 음식이나 뜨거운 비닐에 음식을 담아서 먹는 등 환경 독소에 많이 노출되면, 가짜 여성 호르몬인 제노 에스트로젠(Xeno estrogen)이 체내로 다량 유입되면서 에스트로젠 우세 증이 나타날 수 있습니다. 인체는 진짜인지 가짜인지 구별 못 하고 에스트로젠이 많다고 착각하게 됩니다. 그러면 뇌하수체에서 분비되는 난포자극 호르몬(FSH)분비를 하지 않아도 된다고 판단하므로, FSH가 분비되지 않는 비극이 연출됩니다.

FSH 분비가 억제되면 배란하라는 신호를 못 받게 되니 난포가 정상적으로 성장 될 수 없고, 결과적으로 정상적인 배란이 되지 않습니다. 난소에 배란되지 못한 미성숙한 난포가 잔뜩 모여있는 상태를 다낭성(多囊性) 난소 증후군이라고 합니다. 이 증상은 생리불순과 난임을 유발하게 됩니다. 비만 여성이 생리불순과 난임으로 고민한다면 호르몬제 투여보다는 우선 식이조절로 비만을 해소해서 인슐린 저항성을 개선하고 요오드 영양소로서 환경 독소를 배출시키는게 좋습니다.

환경호르몬 과다에 의한 에스트로젠 우세 증이나, 과다한 지방에 의한 에스트로젠 우세 증이 되면 FSH 분비가 억제되어 난포가 성숙하지 않고, 과립막 세포(granulosa cell)에서 에스트로젠 생합성이 잘 안 됩니다. 난포막 세포(theca cell)에서 합성된 안드로젠(남성 호르몬)은 과립막 세포로 건너가 에스트로젠으로 바뀌지 못한 채 혈액으로 떠돌아다니게 되고, 혈액 속에는 안드로젠 과다 상태가 되어서 남성 호르몬 과잉증상이 나타나기도 합니다.

증상으로는 피부에 검은 색소가 침착되기도 하고 여드름, 다모(多毛), 불규칙한 월경, 난임 등이 있습니다. 다모(多毛)라 하면 머리카락이 많이 나면 좋지만, 남성의 상징인 콧수염이나 체모가 많이 나는 것을 뜻합니다. 여드름도 사춘기 남학생처럼 화농성의 굵은 여드름이 생깁니다. 목소리도 남성화될 수 있습니다. 지나치게 비만하면 여성이 남성과 비슷한 모습을 띨 수 있다는 사실이 놀랍기도 하고, 인슐린 저항성이 얼마나 건강에 안 좋은지 실감합니다.

인슐린 저항성은 다낭성 난소 증후군뿐만 아니고, 갑상샘 저하증이나 이상지질혈증, 비만 등 악순환 고리의 빌미를 제공하게 됩니다. 갱년기 이전의 에스트로젠 우세 증은 유방암, 난소암, 다낭성 난소 증후군, 자궁 내막증, 자궁근종 등의 주요 원인이라고 할 수 있고, 갱년기 이후에는 갱년기 증상을 더욱 심하게 겪게 합니다. 에스트로젠은 여성을 여성스럽게 만들고 임신을 가능하게 하지만, 적절한 범위를 넘어선다면 건강에 큰 문제를 일으키기도 하는 것입니다.

그런데 젊은 시절에 스트레스를 많이 받고 살아온 여성들은 일찍부터 에스트로젠이 고갈되어서 갱년기 증상을 극심하게 겪을 수 있습니다. 갱년기 이후에도 부신에서 만들어지는 DHEA로부터 에스트로젠이 합성되지만, 너무 스트레스를 많이 받게 되면 부신호르몬이 생존을 위해서만 쓰이게 되고, 성호르몬의 전구체인 DHEA[23]까지 고갈되어서 갱년기 증상을 더욱 심하게 겪게 됩니다. 그래서 젊은 시절에 과다한 스트레스를 받은 여성들은 또래보다 더 겉늙어 보이기도 합니다.

35세에서 50세 사이에 에스트로젠은 약 35% 정도 감소하고, 프로게스테론은 약 75% 정도 감소합니다. 갱년기가 되면 에스트로젠도 감소하지만, 프로게스테론이 더욱 감소하므로 결과적으로 에스트로젠 우세 증이 되는 것입니다. 에스트로젠 우세 증은 유방이나 난소에 문제를 일으키는 주범이 되기도 합니다. 왜냐면 에스트로젠은 증식하는 호르몬으로, 임신하면 태아의 세포도 빠르게 증식하지만, 암세포도 증식할 수 있기 때문입니다.

학술과 상관없는 좀 우스운 논리를 펴본다면, 닭이 먼저냐 알이 먼저냐 끊임없는 주장을 펴는데요, 인간의 생명이 태어나는 데는 여성의 난소에서 난자가 배란된 후 정자와 만나서 수정되므로 어쩜 '알이 먼저다'라는 생각이 드는군요. 그런데 남성 호르몬 안드로젠에 전환효소가 작동하면 여성 호르몬인 에스트로젠으로 바뀌는 것이므로 이렇게 생각해 보면 또 남성이 먼저인 것 같기도 합니다. 참

---

23 DHEA(dehydroepiandrosterone): 성호르몬의 전구체. DHEA를 원료로 에스트로젠과 테스토스테론이 합성된다.

풀 수 없는 숙제이긴 합니다. 창세기에서 하나님이 잠든 아담의 갈비뼈를 취해서 하와를 만들었다는 대목이 약간 이해가 될 듯한데요, 남성이 먼저 만들어지고 남성으로 인해서 여성이 만들어지는 것이 맞는다고 해야 할까요? 갈비뼈를 취해서 하와를 만들었다는 의미는 갈비뼈 안에 심장 등 중요한 장기를 보호하니 남편은 아내를 이렇게 소중하게 보호하고 사랑해야 한다는 의미로 해석해 봅니다. 송 약사의 엉뚱한 상상이었습니다.

마음의 허전함을
채우기 위한 폭식

우울증에 걸리면 폭식하는 경우가 많습니다. 행복 호르몬인 세로토닌(serotonin)이 적어지면 우울증에 많이 걸리는데요, 정상적인 사람은 어느 정도 식사하면 포만감이 생겨서 그 이상 못먹습니다. 하지만 우울증에 걸리면 위에는 음식물이 가득 차 있더라도 마음속의 허기짐이 충족되지 못하므로 계속 먹는 것을 갈망하게 되고, 결과적으로 비만으로 이어지는 경우가 많습니다.

제가 다니는 작은 교회에 20대 청년이 아빠와 함께 다닙니다. 그런데 안타깝게도 아빠는 파킨슨 질환이 있습니다. 두 사람 다 착하고 신앙심도 좋은 편인데요, 이 아들이 어렸을 적에 부모가 이혼하게 되어서 재혼한 엄마를 따라갔지만, 다시 외할머니 손에서 자라게 되었습니다. 이렇게 불안정한 가족의 상황 때문에 당연히 이 아들은 심리적으로 우울증이 있습니다. 어렸을 적부터 신경정신과 약을 약간 처방받았다고 합니다. 지금도 이러한 약을 어느 정도 복용하고 있습니다. 요즘은 아빠, 친할머니와 같이 살고 있는데요, 이 청년이 몸이 불편한 아빠를 부축하기도 하고, 가족의 든든한 버팀목 역할을 하고 있습니다. 하지만 남에게 미처 털어놓지 못하는 마음속 갈등도 많을 것입니다. 아빠의 컨디션이 안 좋은 날 사소한 실수가 벌어지면 이 청년은 가끔 분노 조절이 잘 안 됩니다. 왜 안 그렇겠습니까? 그럴 때는 목사님의 조언으로 얼른 밖으로 나가서 잠시 마음을 가라앉힌 다음 들어오곤 합니다.

이 청년도 폭식하는 경향이 있어서 비만입니다. 저녁에 라면이나 패스트푸드를 먹는 날이 많아지다 보니 비만보다 더 심각한 게, 장에 탈이 잘 나는 것입니다. 화장실에 자주 들락거립니다. 장에 유해균이 많아서 가스 차고 부글거리고 불편하다 보니 면역력이 저하되어서 비염도 생기고 감기에 잘 걸립니다. 비염이 반복되니 중이염까지 앓게 되었습니다. 그래서 제가 조언하기를 건강은 앞으로 살아가는데 기초이고 너무나 중요하니 오후 7시 이후에는 가능하면 먹지 말고, 패스트푸드나 찬 음식을 멀리하고 운동을 하라고 했습니다. 요즈음 늦게 먹는 걸 좀 자제하니 호빵맨 같던 얼굴이 약간 갸름해지고 있고, 덩달아 중이염도 좋아지고 있습니다.

대개 마음의 허전함을 먹는 것으로 해소하려는 경향이 있습니다. 행복 호르몬 세로토닌과 잠을 잘 자게 하는 멜라토닌 호르몬도 알고 보면 장에서 만들어지는 것입니다. 외부의 이물질이 장에서 가장 많이 들어오고, 이물질로부터 우리 몸을 지켜내려는 면역세포가 장내피세포 속에 가장 많이 존재합니다. 맛있는 음식을 먹으면 행복한데요, 대개 마음의 허전함을 음식으로 채우려 하므로, 음식을 통해서 정신적인 문제를 해소하려는 경향이 있습니다. 과식과 폭식이 나쁘다는 것을 알지만 이것을 고치기가 어려운 이유는 바로 정신적인 문제와 연관되어 있기 때문입니다.

우울증은 크게 멜랑콜리 우울증(melancholic depression)과 비정형 우울증 (atypical depression) 두 가지로 분류합니다. 멜랑콜리 우울증에서 멜랑(melan) 이란 검다는 뜻이고, 콜리(cholic)는 담즙산이라는 뜻입니다. 직역하자면 검은빛의 담즙산이 나오는 사람이 우울하기 쉽다는 말이 되는데요, '담즙이 정체되면 소화도 잘 안되고, 기(氣)가 잘 소통되지 못하면서 우울증에도 잘 걸리지 않을까?' 이렇게 유추해 봅니다. 멜랑콜리 우울증의 주요 특징은 쾌감을 못 느끼는 것, 즉 감정적 반응의 결여입니다. 좋은 일이 있어도 전혀 기쁘지 않은데요, 가령 시험에 합격한다든지 복권에 당첨이 되는 등 좋은 일이 있어도 전혀 기쁘지 않은 것을 말합니다. 세상에서 일어나는 일들이 모두 무의미하게 느껴지고 자신은 그런 세상과는 동떨어진 듯한 느낌을 받는 것이지요.

이런 우울증은 특별히 우울할 만한 나쁜 일이 없는데도 우울해져서 내인성 우울증이라고 부르기도 하는데요, 아침에 주로 더 많이 우울하다고 합니다. 망상, 환청 등도 동반하기 때문에 우울증의 정도가 심한 것입니다. 하루를 시작하는 희망찬 아침부터 우울해진다니 우울증이 생기면 아름다운 세상이 온통 잿빛으로 보이나 봅니다. 좋은 일이 있어도 좋은지 모르고, 모든 게 가치가 없어 보이는 마음이 되는 것이지요.

우울증에 걸린 분들은 집안이 어둡게 커튼을 치지 말고, 햇볕이 잘 들도록 환하게 해보면 훨씬 기분이 좋아질 겁니다. 그리고 집안에만 틀어박혀 있지 말고 밖에 나가서 자연을 누리고 햇볕을 많이 쬐면 비타민 D 합성에도 도움이 되고, 우울증도 좀 나아질 것입니다. 제가 전에 만난 어느 젊은 여성은 다이어트 처방 약에 중독된 분이었는데요, 낮인데도 커튼을 치고 어두컴컴하게 지내더라고요.

반면 비정형 우울증(atypical depression)은 정형적인 우울증과는 좀 다른데요, 기분 좋은 일이 있으면 기분이 좋아집니다. 재미있는 영화를 보면 기분이 좋아지고, 맛있는 음식을 먹어도 기분이 좋아집니다. 하지만 폭식할 수 있습니다. 여성들이 스트레스를 받게 되면 단것이 당기는 이유도 세로토닌과 관련이 있습니다.

　멜랑콜리 우울증은 밥맛도 없고, 잠도 안 오고, 의욕이 없고 피곤
한데요, 이런 정형적인 우울증은 나이 든 사람에게 더 많이 나타난
다고 합니다. 반면 비정형 우울증은 폭식하고, 체중이 증가하고, 잠
을 너무 많이 자는 경향이 있습니다. 비정형 우울증은 주로 청소년
이나 여성에게서 나타난다고 하는데요, 간혹 조울증도 같이 나타난
다고 하는군요.

중독증이 생기는
기전과 체중 증가

　정신 신경전달 물질에 관해서 알아봅시다. 뇌는 대뇌, 소뇌, 간뇌, 중뇌, 연수가 있는데요, 간뇌에 있는 시상하부는 우리 몸의 왕이라고 할 수 있습니다. 시각, 청각, 후각, 촉각 등 모든 감각을 취합하여 교감신경이나 부교감 신경을 통하여 뇌하수체로 명령을 내립니다. 그러면 뇌하수체는 상황에 맞는 자극 호르몬을 분비하여 각 내분비 기관을 조절하게 됩니다.

　뇌의 전두엽에는 신피질이 있습니다. 이성적인 뇌로서 장기적인 목표를 추구하면서 현재의 고통을 감내하는 뇌입니다. 나이가 들어감에 따라서 발달해서 이성적인 판단을 잘하게 됩니다. 원시 뇌는 대뇌 흑질에 있는 부분으로 본능적인 식욕, 성욕, 안전 욕구를 느끼는 곳이라고 할 수 있습니다. 어린아이들은 원시 뇌가 발달한 상태인데요, 아이들은 사실 지극히 자기중심적인 사고관을 가지고 있습니다. 엄마가 어떤 상황이든지 간에 배고픈 것을 못 참고 울고, 맛있는 음식을 보면 양보하기보다 자기가 먼저 먹으려고 합니다. 일종의 생존 본능이라고 해야 할까요? 그러다가 나이가 들어감에 따라서 점점 원시 뇌를 통제하는 능력이 생기고, 신피질이 발달 되어서 본능적인 욕구보다는 상대방과 사회를 생각하는 인격으로 성숙 되어 갑니다.

중독증은 처음에 도박이나, 흡연 등 아주 좋았던 쾌감의 순간을 뇌에서 기억하게 됩니다. 이때 도파민이 최고조로 나오게 됩니다. 그런데 뇌의 보상회로에서 계속 그 쾌감을 추구하면서 도파민을 갈구하게 됩니다. 이러한 상태를 중독이 되었다고 말합니다. 이러한 도파민 갈구 증상을 끊게 하는 것이 약물 요법의 목표라고 할 수 있는데요, 즉 담배나 술이나 마약을 하여도 뇌의 보상회로가 작동하지 않게 하는 약물을 투여하여서 그 이상 중독에 빠지지 않게 훈련하는 방법입니다.

현재 처방되고 있는 우울증약으로는 긍정적인 신경전달물질이 재흡수되는 것을 억제하는 기전으로 세로토닌, 노르에피네프린, 도파민 등을 보전하는 방법이 대부분입니다. 우울증 등 정신과 계통의 약물을 복용하는 사람들은 대개는 비만이 되는 경우가 많은데요, 식욕 억제가 안 된 탓도 있겠지만 처방 약 때문이기도 한 것 같습니다. 흥분된 뇌를 억제하니 잠도 많이 오기도 하고 에너지 대사도 느려지니 살이 좀 찌는 것 같습니다. 부작용으로 정신이 맑지 않고 멍해지는 경향이 있습니다.

우울증약을 너무 의존하지 말고 밖으로 나가서 햇볕을 많이 쬐고, 맨발 걷기를 하면 좋아지는 사람이 많습니다. 요즘에 맨발 걷기 붐이 일어나는 것 같은데요, 몸 안의 나쁜 음전하가 맨발 걷기를 하면 땅으로 배출되므로 육체적으로, 정신적으로 건강해진다고 합니다. 콘크리트로 뒤덮인 도시에 살다 보니 흙을 만질 시간도, 밟을 시간도 없습니다. 흙으로 만들어진 인간이 흙을 떠나서 살아가므로 세상이 이렇게 각박해지고 수많은 질병을 앓게 되었다는 생각이 들기도 하는군요. 아무튼, 식사를 규칙적으로 하고 운동하면서 내면적인 생각 속에 너무 빠져들지 말고, 자연으로 나가서 맑은 공기를 쐬면서 다른 사람들과 소통하는 것이 우울증을 극복하는 좋은 방법일 것입니다.

기능 식품으로 우울증을 극복하려고 한다면 홍경천 고순도 제품은 숙면에도 도움을 주고 가바(GABA) 수용체에 작용해서 부작용 없이 마음을 편안하게 해줍니다. 과다한 식품 첨가물은 뇌를 흥분하게 하지만, 칼슘, 마그네슘 같은 양질의 미네랄 공급은 신경전달을 원활하게 해주고 삼투압 조절을 도와줍니다.

AMPK를 활성화해야
살이 빠진다.

살이 찌는 이유는 우선 많이 먹어서입니다. 너무 많이 먹으면 엄마 호르몬인 인슐린이 작용해서 지방산 합성 과정을 거쳐서 지방으로 쌓아 놓게 됩니다. 그런데 많이 안 먹어도 살이 찌는 사람은 인슐린의 작용이 너무 강력해서 그렇다는 이론으로는 설명이 잘 안 됩니다, 또 다른 이유가 있는 것이지요.

살이 찌는 또 다른 이유는 세포 내 에너지 공장인 미토콘드리아 내막에서 이루어지는 전자 전달계(ETC)의 활성이 떨어져서 그렇다고 볼 수 있습니다. 결국, 아들 격인 미토콘드리아 내막의 전자 전달계(ETC)의 성능이 문제입니다. 미토콘드리아는 스스로 에너지가 부족하다고 느낄 때 더 잘 움직이기 시작합니다. 예를 들어서 ATP는 낮아지고, AMP가 높아질 때 미토콘드리아는 활성화됩니다. 즉 에너지가 부족해지거나, 소식하면 스스로 활발해진다는 것이지요. 우리 자녀들도 자신의 실력이 부족함을 자각하고 스스로 공부한다면 얼마나 좋을까요? 그러니 억지로 에너지를 대사시키려 하지 말고, 소식하거나 운동하면 AMPK[24]가 활성화되어서 에너지가 저절로 잘 만들어지고, 살도 잘 빠지는 것입니다.

당뇨병이 생기는 이유도 미토콘드리아의 활성이 낮아져서 에너지 대사가 잘 안 되기 때문이라고 할 수 있습니다. 미토콘드리아의 활성이 낮아지는 주원인은 몸에 과도하게 쌓인 지방 때문인데요, 이소성 지방이나 내장 지방이 많아지면 유리지방산이 세포질에 자꾸 흘러나오게 되므로 인슐린의 작용을 억제하게 되고, 미토콘드리아의 기능도 낮아집니다.

또 이소성 지방이나 내장 지방이 많으면, 지방을 지방산으로 용출시키는 과정에 수많은 활성산소(ROS)가 발생하므로 미토콘드리아 자체를 망가뜨리게 됩니다. 포도당은 태워지고 나면 이산화탄소만 나오므로 청정에너지라고 할 수 있는데요, 지방은 타는 과정에서 불순물이 섞인 휘발유처럼 활성산소가 많이 나오는 원료라고 할 수 있습니다. 비만, 당뇨가 있는 사람은 이러한 이유로 미토콘드리아

---

24 AMPK(AMP-activated protein kinase): 에너지 대사를 활성화하는 효소

숫자가 감소 된 상태가 되고, 또 몸 안에 염증 수치가 높아집니다. 반면 내 몸이 사용할 만큼의 음식만 먹는다면 살도 찌지 않고, 활성 산소가 발생하지 않습니다.

그런데 미토콘드리아 전자 전달계 내에서 에너지를 만들 때 마지막에 산소가 받아주어야만 물이 되어서 나오게 됩니다. 산소를 실어다 주기 위해서는 혈액이 필요합니다. 그러니 혈액이 충분하지 않으면 미토콘드리아 내막에서 에너지를 잘 만들어 내지 못하게 됩니다. 혈액이 부족해서 에너지 대사가 잘 안된다면, 철분제를 보충해 주면 좋을 것입니다. 합성 철분은 위장장애와 변비를 유발하는 경향이 있으므로 흡수력이 좋은 헴 철 형태로 복용하면 좋습니다. 노후화된 기계를 돌리느라 힘을 쓰는 것보다, 성능 좋은 기계를 돌리면 저절로 물건이 잘 만들어지듯, 살 빼려고 운동을 최강도로 하는 것보다, 적당히 운동해도 내 몸 안의 미토콘드리아의 성능이 좋으면 자연스럽게 에너지 대사가 잘 되어서 살이 빠진다는 말입니다.

만약 ATP(인산기 3개)→ ADP(인산기 2개)→AMP(인산기 1개)로 인산기가 떨어져 나가서 에너지 준위가 낮아진다면 인체에서는 효소의 활성을 높이게 되므로, 크렙스 회로의 에너지 대사율이 높아집니다. 즉 식사를 많이 하지 않아서 에너지가 부족하다고 느껴지면 인체에서는 에너지를 만들려고 미토콘드리아가 가동되기 시작한다는 말입니다. AMPK라는 효소는 세포 내에 ATP가 낮을 때 활성화되는데요, 탄수화물대사에 영향을 주어서 해당 과정을 촉진하고, 지방대사에 영향을 끼쳐서, 지방분해와 베타 산화 과정을 촉진하게 됩니다.

AMPK가 높아지면 탄수화물이나 지방을 저장하는 과정은 억제하고, 콜레스테롤의 합성을 억제합니다. AMPK 효소는 몸 안에 저장된 영양소를 분해해서 사용하게 하고, 에너지 대사를 활발하게 하는 효소이므로, 체중 감소에도 매우 좋은 효소라고 할 수 있습니다. 반면 비만은 AMPK 효소의 활성이 낮아져서 생기는 것이라고 할 수 있습니다. AMPK 효소는 항암효과도 있는데요, 해로운 세포 사멸을 촉진하는가 하면, 세포의 자기 소화를 촉진하여서 세포 내 불필요한 물질을 제거하는 기능도 있고, 인슐린 민감도를 올려서 혈당 농도의 조절에 도움을 주고, 염증반응을 억제하기도 합니다. 만약 AMPK를 활성화할 수만 있다면 비만과 당뇨 관리가 쉬워질 것입니다.

천연물 중 AMPK를 가장 잘 활성화하는 물질이 나노 커큐민입니다. 나노 커큐민과 헴철이 에너지 대사를 활성화하는 데 가장 큰 도움을 주는 영양소라고 생각합니다. 그 밖에 AMPK의 활성을 증가시키는 천연물로는 플라보노이드 계열의 항산화 물질, 아연, 오메가3, 애플 사이더 비니거(apple cider vinegar)[25], 영지버섯, 동충하초와 같은 버섯류, 글루코사민, 인삼, 카르니틴 등이 있습니다.

운동선수들이 에너지를 최대한 끌어올릴 필요가 있을 때도 커큐민과 헴 철 두 가지 영양소를 먹어주면 도움이 되는데요, 저는 약국에서 마라톤을 앞두고 있다든지, 투수 아들이 야구 시합을 앞두고 도움 되는 영양제를 달라고 하면, 나노 커큐민, 헴 철, 아르기닌을 같이 먹게 해서 고맙다는 인사를 여러 번 받은 적이 있습니다. 수험생들에게도 피로를 몰아내고 집중력을 가지게 하므로 무척 도움이 되는 것 같습니다.

나노 커큐민을 먹으면 약간 체온이 상승했다가 다시 내려가는 현상이 나타납니다. 그게 바로 AMPK를 활성화해서 그런 것입니다. 에너지 대사가 활발하게 일어나니 열이 약간 난다고 느껴질 수 있지요. 나노 커큐민은 AMPK를 활성화해서 지방합성에 필요한 효소인 ACC[26]의 효소 활성을 낮추게 되니 자연히 살이 덜 찌게 되는데요, 전문약 중에서 AMPK를 활성화하는 약이 당뇨약으로 많이 쓰이는 '메트포르민'입니다. 그래서 혹자는 당뇨병이 없더라도 평소에 메트포르민을 먹어주면 좋다고 주장하기도 합니다.

---

25 애플 사이더 비니거(apple cider vinegar): 사과 초모식초. 초모와 유기산이 풍부하다.
26 ACC(Acetyl-CoA Carboxylase): 지방을 합성하는 효소

동화 호르몬과 이화 호르몬
mTOR와 AMPK

인체를 구성하는 세포 속에는 대사의 방향을 결정하는 두 가지의 핵심 조절 효소(key regulator enzyme)가 있습니다. mTOR[27]와 AMPK입니다. mTOR는 몸의 조직을 구성하는 동화작용을 촉진하고, AMPK는 몸의 조직을 분해하는 이화작용을 촉진합니다. mTOR는 영양분이 충분할 때 활성화되고, AMPK는 세포 내에 AMP가 증가했을 때, 즉 에너지가 고갈되었을 때 활성화되는 효소입니다. 식사하면 mTOR가 활성화되고, 굶어서 에너지가 부족하면 AMPK가 활성화됩니다. 근력 운동은 mTOR를 활성화해서 단백질 합성을 촉진합니다. 유산소 운동은 AMPK가 활성화 되서 지방을 분해하지만,

---

27 mTOR(Mammalian Target Of Rapamycin): 1994년에 발견되었고, mTORC1과 mTORC2가 있다. 근육을 강화시키는 동화 호르몬

단백질 분해도 촉진합니다. 유산소 운동은 세포 내 미토콘드리아 숫자를 증가시키는 효과가 있습니다.

젊은 사람들은 꾸준히 운동하면 AMPK가 활성화되고, 동시에 mTOR가 억제되므로 건강에 유익할 것입니다. 하지만 60세 이상의 고령자들은 너무 오랫동안 강도 높은 운동을 하면 근육이 빠지기 때문에 오히려 건강을 해칠 수도 있습니다. 젊은 사람들은 AMPK를 활성화하는 게 좋고, 고령자들은 mTOR를 활성화하는 게 좋을 것입니다. 특히 60세 이상이라면 운동 전후에 단백질을 섭취해 주는 게 바람직합니다. 젊은 사람들은 약간 고강도로 운동하면서 소식하면 AMPK가 활성화되어서 좋고, 연세 있는 분들은 꾸준히 근력 운동하면 mTOR가 활성화되니 근육량이 늘어날 것입니다.

운동하는 방법에 따라서 근육이 증가하기도 하고, 근육이 감소하기도 합니다. 근력 운동은 무산소 운동이고, mTOR를 활성화하기 때문에 근단백질 합성을 증가시키게 됩니다. 달리기 등 유산소 운동은 AMPK를 활성화하기 때문에 근단백질 분해를 증가시키게 됩니다. AMPK가 활성화되면 세포 내에 미토콘드리아 숫자가 증가하기 때문에 신진대사가 활발해집니다. 소식이나 고강도 운동을 하면 얻게 되는 건강 효과는 AMPK가 활성화되므로 나타나는 것입니다.

AMPK를 활성화하는 요인으로는 소식, 또는 단식 운동, 특히 고강도 유산소 운동이 있습니다. 고강도 운동이란 평소 휴식기 심박 수보다 50~80회/분 이 증가하는 운동을 말하는데요, 대략 분당 75회의 심박 수의 사람이라면 125~155회를 뛰게 하는 운동을 하는 것을 말합니다. 저강도 운동은 심박 수가 20~30회 증가하는 것을 말하는데요, 천천히 걷기 운동을 하면 95~105 정도의 심박 수를 유지하게 됩니다. 중강도 운동은 심박 수가 30~50회 증가하는 운동으로 105~125회 정도의 심박 수를 유지하는 것을 말합니다. 빠르게 걷기, 자전거 타기, 수영, 요가 등이 중등도 운동이라고 할 수 있습니다. 하지만 고강도 운동을 꾸준히 해서 살을 뺀다는 것은 쉽지 않아 보입니다.

근육을 구성하는 주요 아미노산은, 분지 아미노산(BCAA)[28]인데요, 류신, 이소류신, 발린 등입니다. 세 가지 아미노산은 간에서 대사되지 않고, 근육에서 직접 흡수되고, 대사되어 에너지를 생성하므로 근육을 발달시키는 데 도움을 주는 아미노산입니다. 그중 근육을 생성하는 데 가장 중요한 아미노산은 류신입니다. 류신은 mTOR를 활성화해서 근육 단백질 합성을 촉진하는 작용을 합니다. 아르기닌

---

28 분지 아미노산(branched chain amino acid): 구조상 가지가 있고, 주로 근육에 존재한다.

도 mTOR를 활성화하는 아미노산이라고 할 수 있습니다. mTOR의 부정적인 작용으로는 암세포 발현을 촉진하는 작용이 있습니다.

요즘 근력 강화를 위해서 닭가슴살을 챙겨 먹거나, BCAA가 많이 함유된 유청 단백질이 인기를 끌고 있습니다. 하지만 우유에서 분리된 유청 단백질을 너무 많이 섭취하는 것은 주의가 필요합니다. 송아지가 태어난 지 일주일 만에 뛰어다닐 수 있는 까닭이 우유 속에 근육을 강화하는 BCAA가 고함량 들어있기 때문입니다. 그런데 사람의 아기는 태어난 지 일 년 정도 되어야 걸을 수 있습니다. 사람의 모유와 우유의 조성이 상당히 다른 것이지요. 우유 속에는 성장을 촉진하는 IGF-1이 함유되어서 노년기에 유청 단백질을 너무 많이 섭취하면 암세포도 성장시킬 수 있습니다. 더군다나 우리나라의 사육환경이 좁은 우리에 가두어 사료를 먹이고, 항생제와 성장 촉진제까지 투여되는 것이 현실인 만큼 우유, 유제품이 노년기에 꼭 좋은 것이 아닙니다.

만약 60세가 넘어도 근육량이 많다면 무병장수할 수 있는 탄탄한 기반이 되는 것입니다. 무조건 소식(少食)이 좋은 것은 아닙니다. 근육량까지 줄어든 사람이 소식하면 AMPK가 활성화되어 근육량은 더욱 줄어들게 됩니다. 지나친 소식으로 근육량을 유지 못 한다면 신체의 기반 자체가 무너지게 됩니다. 아미노산이 풍부한 영양식을 하여서 근육량을 늘려야 될 것입니다.

그런데 노년이 되면 근육을 만들어 주는 mTOR, 활력을 주는 AMPK 모두 활성이 떨어집니다. 그래서 질 좋은 아미노산이 필요한 데요, 노년에는 치아도 약하고 소화효소가 덜 분비되므로 육식보다는 소화가 잘되는 달걀 반숙이나 두부, 콩 등의 음식을 잘 챙겨 먹는 것이 필요합니다. 그런데, 무조건 식물성 아미노산만 먹게 되면 제한 아미노산의 문제로 인체에 필요한 단백질을 충분히 섭취하기 어렵습니다.

식품 내에 필수 아미노산 중 인체에서 요구되는 양에 비해서 가장 적게 들어있는 아미노산을 제한 아미노산이라고 합니다. 예를 들어서 콩 종류에는 메티오닌이 제한 아미노산입니다. 곡식 종류에는 라이신과 트레오닌이 부족합니다. 또 견과류에는 라이신이 부족하고, 채소류에는 라이신, 메티오닌, 트립토판이 부족합니다. 아무리 아미노산이 많이 함유된 식품을 먹더라도 제한 아미노산이 있다면 나머지 먹은 아미노산은 분해되어서 배설되거나 탄수화물처럼 에너지 대사용으로 사용됩니다. 그러므로 채식만 고집하는 것이 꼭 좋은 것이 아닙니다. 육식이 소화가 잘 안 된다면 생선을 먹어서 부족한 아미노산을 보충하든지, 필요에 따라서는 아미노산 보충제를 챙겨 먹는 것도 좋습니다. 골고루 음식을 먹는 사람이 더욱 건강해질 확률이 높은 것이지요.

    곤충류에는 80~90%의 단백질과 양질의 지방산이 함유되어 있습니다. 식용으로 허가된 쌍별 귀뚜라미 분말 제품에는 닭고기, 돼지고기, 쇠고기보다 더 높은 함량의 아미노산이 골고루 함유되어 있습니다. 그리고 실크 펩타이드에는 알라닌, 글리신, 세린 등의 아미노산이 고함량 함유되어서 근력 회복에 도움을 줍니다. 세린은 당뇨 개선, 췌장 보호 기능, 인슐린 분비 촉진 기능이 있으므로 당뇨 조절에도 중요한 역할을 하고, 신경 전달물질의 원료가 되므로 치매 예방에도 좋습니다. 실크 펩타이드를 가수분해하여서 액상화한 제품은 흡수율이 매우 높아서 섭취 후 30분 안에 90% 이상이 흡수되니 위장이 약하고 근력이나 면역력이 약한 분들에게 좋다고 생각합니다.

다이어트 처방약
먹어도 괜찮은가?

교감신경을 흥분시키는 작용기전을 가진 코감기약 슈도에페드린을 많이 모아서 약간만 변경 처리하면 마약인 필로폰이 만들어진다는 것은 공공연한 비밀입니다. 한약 제인 마황 속에도 슈도에페드린이 많이 함유되어 있으므로 다이어트약으로 무척 많이 쓰이고 있습니다. 한약사들의 다이어트 처방 약 속에 마황이 과연 어느 정도 들어있느냐가 관건이라는 말이 돌 정도입니다. 한방 다이어트약은 무척 몸에 이로울 것 같은 생각이 들기도 하나, 그 속에 어떠한 약제가 들어갔는지는 잘 따져볼 일입니다.

약국에서 흔히 판매되는 다이어트약 중 방풍통성산(防風通聖散) 제제가 있습니다. 마황, 대황, 망초, 석고, 치자, 활석 등 강력하게 사(瀉)해주는 약제들이 배합된 처방입니다. 중풍, 고혈압 등을 예방하는 데 사용되기도 하는 처방입니다. 이 약제는 요즈음 양약처럼 주로 정제로 제품화되는데요, 속에 열이 많고 복부비만과 변비가 있는 실증 체질에 적합한 처방입니다. 제가 전에 과립제로 만든 방풍통성산을 몇 포 먹었다가 무척 고생한 적이 있습니다. 저는 복부비만이나 변비가 심하지 않은 체질인데요, 이 약제를 먹고서 계속 소변보러 화장실을 들락거리니 탈수 현상이 생겨서 무척 힘들더라고요. 아마도 이 처방 약이 저에게는 좀 강해서 그런 것 같습니다. 아무튼, 자기의 체질에 잘 안 맞는 약제를 먹는다면 부작용이 따라올 수 있다는 점을 생각해야 합니다.

꼭 그런 것은 아니겠지만, 대개의 한방 다이어트약의 원리가 대소변을 통해서 배출을 많이 하게 하므로 일시적으로 체중이 감량되는 느낌이 들 수도 있으나, 근본적인 다이어트 대책이 아닌 경우도 많으니 잘 살펴보는 게 좋을 것입니다. 물론 체내에 대사되지 못하고 고인 수분이나 장내 독소를 배출시키는 것은 건강에 도움이 될 것으로 생각합니다.

다이어트를 위하여 병원에서 비급여로 처방을 받아서 복용하는 젊은 여성들이 꽤 많습니다. 대개 이런 약의 구성을 살펴보면 교감신경을 흥분시키는 에페드린+카페인 함유 약이나 향정신성 의약품에 속하는 식욕억제제가 포함된 경우가 많습니다.

에페드린(ephedrine)을 화학적으로 조금만 처리하면 암페타민(amphetamine)이 됩니다. 이 암페타민을 약간만 더 처리하면 메스암페타민, 즉 필로폰이 되는 것입니다. 에페드린은 대표적인 교감신경 흥분제라고 할 수 있는데요, 슈도에페드린은 비강의 혈관을 수축해서 콧물과 재채기를 억제하므로 코감기약으로 쓰이고 있습니다.

교감신경이 흥분되면 잠이 안 오고 집중력은 좋아집니다. 스트레스에 대응하기 위한 전투태세가 되는 것이니까요. 더불어서 몸은 공중에 붕 떠 있는 듯 느껴지면서 식욕도 전혀 생기지 않게 됩니다. 전투태세에 밥 먹고 편히 있을 수 없으니, 위장관 효소들이 잘 분비가 안 되므로 소변, 대변도 잘 안 나옵니다. 인체가 총체적으로 긴장 상태에 돌입하게 되는 것입니다.

연예인들이 자주 마약에 빠지는 이유가 황홀한 느낌이 들면서 자신감도 생기고, 엄청 집중력이 생기니 노래도 잘 나오고 연기도 잘될 겁니다. 하지만 이게 중독으로 이어지니 나중에 신세를 망치게 되는 것이지요. 암페타민을 다시 약간 변형시켜서 펜터민(phentermine)이라는 식욕억제제가 만들어졌습니다. 이같이 처방되는 식욕억제제와 마약이 사촌 관계라는 것을 알 수 있습니다.

감기약인 슈도에페드린도 예민한 사람들은 교감신경이 흥분되어서 잠이 잘 안 온다는 사람이 꽤 있습니다. 그뿐만 아니고 이 약을 많이 먹으면 식욕이 떨어지고, 소변, 대변이 잘 안 나오게 됩니다. 남성중 전립선 기능이 안 좋은 분이 코감기약 많이 먹으면 소변이 잘 안 나와서 크게 곤란을 겪을 수도 있습니다. 그래서 저는 연로하신 어르신들이 코감기약을 달라고 하시면 가능하면 두 알 말고 한 알씩만 드시라고 조언합니다.

이같이 다이어트약으로 처방되는 펜터민의 모체는 에페드린이라고 할 수 있습니다. 축구 황제 마라도나는 에페드린 복용으로 체중 감량을 하였다는 소문이 있더라고요. 교감신경이 흥분하면 기관지는 확장되고, 심장 박동수는 빨라집니다. 폐로 산소공급을 많이 하고 심장에서 펌프질을 빨리해야만 외부에서 공격하는 적들을 물리칠 수 있으니까요. 대신 긴장하므로 혈관은 수축합니다. 그래서 스트레스를 받으면 혈관이 수축하므로 혈압이 올라가는 것입니다. 이러한 세 가지 작용을 모두 가지는 약물이 에페드린이라고 할 수 있습니다.

펜터민(phentermine)은 단기간 사용하는 비만치료제입니다. 뇌에서 배고픔을 덜 느끼게 하거나 포만감을 느끼게 하는 신경전달물질의 작용을 증가시켜 식욕을 억제하는 작용을 합니다. 오용이나 남용 시 심각한 위해가 생길 수 있어 향정신성 의약품으로 분류되어 있습니다.

향정신성 식욕억제제를 복용하면 교감신경 흥분으로 식욕이 떨어지고 잠도 잘 안 올 뿐만 아니라 심장 기능이 약한 사람은 가슴이 두근거릴 수도 있습니다. 그러니 이런 종류의 약을 먹으면 당연히 살이 빠지게 되어있습니다. 하지만 습관성이 되고, 약을 끊으면 다시 식욕이 폭발하여서 요요현상이 심하게 나타납니다. 전보다 더 살이 찌게 되지요.

마약은 투여 당시에는 황홀감에 젖겠지만 점점 내성이 생겨서 더 많은 용량을 투여하게 되고, 몸과 정신이 완전히 황폐해지듯이, 향정신성 다이어트약도 역시 건강에 안 좋은 영향을 끼치게 됩니다. 살은 좀 빠질망정 피부는 엉망이 됩니다. 역시 내성이 생겨서 용량을 점점 늘려야 합니다. 한번 이런 약을 접하고 나서 끊으면 다시 살이 찔 것 같아 불안해서 계속 처방받아서 복용하니 몇 년 후에는 우울증까지 겪게 되는 사람도 많습니다. 친구가 몇 번 먹어보고 "그 약 정말 살이 잘 빠지던데~"는 말에 현혹되지 말고 과연 어떤 기전으로 살을 빼는 건지 잘 따져보고 먹여야 합니다.

너무 심각한 비만으로 조절이 잘 안되는 사람에게 이러한 약이 처방되어야 하지만 실제로는 그렇지 않지요. 겉으로 보면 오히려 날씬해 보이는 여성들이 이런 식욕억제제를 처방받는 경우가 더 많습니다. 날씬한 몸매를 가지려다 영혼까지 탈탈 털리는 것이 아닐까요?

그뿐만 아닙니다. 식욕억제제 외에도 같이 들어가는 처방 약제들이 무시무시합니다. 에너지 대사율을 높이기 위해서 해열진통제나 카페인이 들어가는 건 기본이고, 갑상샘 호르몬제를 처방하는가 하면 항경련제가 들어가기도 합니다. 갑상샘 기능이 떨어지면 에너지 대사율이 떨어져서 살이 찌기 때문이지요. 하지만 정상적인 갑상샘 호르몬을 분비하는 사람에게 갑상샘 호르몬제를 투여하면 갑상샘 자극 호르몬인 TSH는 갑상샘 호르몬이 충분하다고 판단해서 분비량을 줄여버리게 됩니다. 다이어트약 먹다가 잘못하면 갑상샘 저하증에 걸릴 수 있는 것입니다. 토피라메이트와 같은 항경련제는 대부분 경련 질환에 사용하지만, 용량을 일일 25~50mg 정도 복용해주면 폭식이 줄어들고 체중감량이 관찰된다고 합니다. 하지만 이러한 약을 장기 처방한다면 간 기능 장애나 신경계통에 문제가 생길 수도 있으므로 조심해야 합니다.

미용을 위해서 다이어트약 먹다가 건강 망치기 일쑤입니다. 청소년들도 담배를 피우면 식욕이 감퇴 된다는 말에 현혹되어서 몰래 담배 피우다가 중독되고, 피부는 시커멓게 노화되어서 식욕은 좀 억제될는지 몰라도 오히려 외모도 안 좋아지고 비행 청소년으로 낙인 찍히게 되지요.

운동과 식이조절이라는 정직한 법칙을 무시하고 가만 앉아서 약 먹고 살 빼려다가 몸에 심각한 이상이 생길 수 있습니다. 지방 흡입 술도 잘못하면 건강에 치명타를 입을 수 있는데요, 원래 우리 몸의 독소들은 거의 다 지방에 보관되어 있습니다. 독소들이 지용성인 경우가 많거든요. 그런데 갑자기 지방이 줄어드니 몸속의 독소들이 한꺼번에 떠올라서 몸이 타격을 받을 수도 있다는 점 기억하시기를 바랍니다.

공부에는 왕도가 없다는 말이 있는데요, 건강과 다이어트에도 사실 왕도가 없습니다. 정직한 방법만 통하는 것이지요. 건강과 다이어트는 결코 한순간에 만들어지지 않습니다. 비만과 당뇨는 결국 생활 습관병이라고 할 수 있습니다. 생활 습관을 고치면 건강과 다이어트가 찾아오고 식사 순서만 바꾸어도 과식하는 것을 막아줍니다. 밥을 먼저 먹고 국과 다른 반찬을 먹기보다, 채소를 먼저 먹고, 그다음 고기 등 단백질 음식을 먹고, 가장 나중에 밥을 먹는다면 이미 포만감이 생겨서 밥을 적게 먹게 되니, 다이어트에 아주 좋은 식사법이라고 할 수 있습니다.

탄수화물 중독은 렙틴 저항성과도 관련이 있습니다. 렙틴 호르몬은 배부르다고 느끼게 만드는 호르몬인데요, 이 호르몬에 저항성이 생긴다면 식욕 억제가 잘 안 됩니다. 탄수화물 과잉 식사는 인슐린 저항성을 유발하고, 인슐린 저항성은 렙틴 저항성을 불러오게 되어서 악순환이 반복됩니다. 비만 유전자와 당뇨 유전자도 알고 보면 렙틴과 그 수용체와 관련성이 있다고 밝혀졌습니다.

잠을 잘 자면 렙틴 분비량이 증가해서 식욕이 억제되는데요, 잠을 푹 못 자는 사람은 오히려 식욕 억제가 잘 안 되어서 살이 더 찌게 됩니다. 우울해도 식욕이 증가하고, 잠을 잘못 자도 식욕이 증가하고, 스트레스를 받아도 식욕이 증가합니다. 우울증, 불면증, 스트레스는 렙틴 저항성을 부르는 요소라고 할 수 있습니다. 또 너무 빠른 식사를 하는 사람은 렙틴 호르몬이 분비되기 전에 많이 먹어버리므로 식사량 조절이 잘 안 됩니다. 다이어트를 하려면 천천히 꼭꼭 씹어먹는 게 좋고 너무 빨리 먹어버리면 위장에도 안 좋고, 다이어트에도 도움이 안 됩니다.

소식하면 기대 수명이
늘어나는 이유

과거에는 먹을 것이 부족해서 굶어 죽는 사람이 많았고, 영양실조에 걸리는 경우도 많았습니다. 현대에도 지진이나, 전쟁으로 인해서 먹을 것이 부족한 사람들이 있고, 또 일부 저소득 국가나 아프리카 등지도 마찬가지입니다. 근대에 급격한 경제성장을 이룬 대한민국에서는 이제 굶어 죽는 사람은 찾아보기 힘들고, 오히려 너무 많이 먹어서 문제가 됩니다. 거기다가 기술 문명 발달로 인해 육체노동은 점점 줄어들고 있습니다. 결과적으로 과잉의 에너지를 다 소모하지 못하므로 이것이 신체에 쌓여서 독으로 작용하고, 대사 증후군을 일으킵니다.

잘 먹는 모습을 보여주는 먹는 방송(이른바 먹방)이 무척 재미가 있는데요, 보통 사람의 10배 이상의 음식을 먹어치우는 방송들이 한 동안 인기를 끌었습니다. 사람들은 대리만족을 느끼면서 멍하니 그런 방송을 많이 보았던 것 같습니다. 사실 지나치게 많이 먹는 사람들은 인기는 생기지만, 건강에는 무척 문제가 많을 겁니다. 위장이 망가질 것이고, 여러 가지 대사 증후군이 따라오는 것은 불 보듯 뻔한 일입니다. 그런데 요즘에는 소식하는 프로그램도 많아졌습니다. 소식해서 건강을 찾자는 내용의 책이나 유튜브도 무척 인기가 많은 것 같습니다.

온종일 밖에서 일하던 스트레스를 음식으로 풀기도 하고, 이른바 불타는 금요일이나 주말에 삼삼오오 모여서 고기를 구워서 먹는다든지 해서, 외식, 회식하는 사람들도 늘어난 듯합니다. 코로나도 주춤해졌으니 어쩌면 이렇게 먹고 싶은 것 맘껏 먹고, 마시며 좋아하는 사람들과 어울리는 것이 인생을 살아가는 행복이기도 하지요.

하지만 그 후폭풍은 크다고 할 수 있는데요, 야식 후 소화되지 못한 음식물 때문에 밤새도록 위장은 쉬지 못합니다. 다음날 일어나도 몸이 천근만근이고, 찌뿌둥하지요. 후회하지만 이러한 생활 습관이 자꾸 반복되는 경향이 있습니다. 맘껏 먹고 마신 다음 날의 고통보다, 함께 즐기는 순간의 유혹이 더 크기 때문이지요. 사람들이 이성적인 판단에 따라서 살아가는 듯하지만, 사실 오감의 유혹이 이성(理性)보다 더욱 강한 듯합니다.

또 단백질 섭취를 충분히 섭취해야 힘이 날 것 같아서 육식을 즐겨 먹는 사람도 많지요, 손쉽게 배달시켜 먹는 치킨, 우리나라 사람들이 좋아하는 삼겹살, 목살 등등, 게다가 장어구이도 보양 음식이라고 하여서 즐겨 먹는 사람도 많습니다. 또 회에다가 소주를 먹는다든지 해서 수도 없이 먹음직한 음식들이 우리의 눈과 혀를 유혹합니다. 이런 식생활 문화 덕분에 우리나라 사람들의 대사 증후군은 날로 늘어나고, 과체중인 사람도 많습니다.

식사 후 식곤증에 시달리는 사람도 많은데요, 많은 양의 음식을 소화하느라 소화효소가 위장으로 총집결해야 하고, 또 소화효소가 부족한 사람은 몸 안에 대사를 위해서 존재하는 대사 효소까지 끌어당겨서 소화효소로 사용하게 되므로 식사 후 얼마 안 가서 급격한 피로감과 졸음이 몰려오게 되지요.

제가 최근 소화효소의 분비 기능이 좀 떨어진 듯하여서 탄수화물 양을 좀 줄여보았습니다. 평소에 먹던 밥의 양을 1/3~1/2 정도를 덜 먹는 것이지요. 그랬더니 식곤증이 와도 금방 지나가고, 훨씬 덜 피로하다는 느낌이 들더라고요. 특히 온종일 일하려면 밥을 좀 든든히 먹는 게 좋을 것으로 생각해서, 열심히 아침밥을 먹고서 출근하였는데요, 먹은 것을 소화하느라 출근 중 운전할 때 자꾸 졸음이 왔습니다. 그래서 졸음 방지를 위해서 커피까지 식후에 한잔 챙겨 마시고 출근하게 되었습니다. 사실 식후에 커피를 바로 마시면 밥 속의 철분 등 영양소 흡수를 방해하므로 이런 습관은 굉장히 안 좋은 것입니다. 그런데 커피를 마시고 운전하는데도 졸음이 몰려왔습니다. 게다가 식후에 먹은 커피는 위장장애도 일으키더라고요, 전에는 저녁 회식에 아무리 많이 먹어도 아침에는 거뜬하게 소화되어서 큰 불편 없이 지냈답니다. 그래서 나이가 들면 소화효소가 줄어간다는 사실을 실감하였습니다.

자구책으로 밥 먹는 양을 줄이고 나니 운전하여도 별로 졸음이 안 오더라고요. 그리고 그 전날에 저녁 식사를 오후 5시경 밥 대신 감자나 고구마 두 개 쪄놓은 것을 김치와 약간 먹고서, 이후 과일 한두 쪽 먹거나 아예 안 먹는 방식으로 했으므로 일찌감치 소화된 후 잠자리에 든 것입니다. 그리고 위장에 불편한 라면, 국수, 빵, 떡 등의 음식을 자제하였습니다.

결과적으로 밤새 충분히 소화된 상태에서 운동까지 하고 나서 아침을 먹고, 거기다 밥양도 줄이니 아침에 먹은 식사가 무리 없이 소화됩니다. 또 전에는 일하다가 피곤하면 오후에 커피를 한잔 더 추가로 마시기도 했는데요, 요즘에는 가능하면 오전에 커피 한잔 정도만 마시는 습관을 들이고 있습니다. 커피는 저에게 잘 안 맞는 음식인데요, 양인 체질인 저는 늘 진액이 부족한 편입니다. 하지만 커피는 수분을 지나치게 배출시키니 체액을 더 줄이고 몸을 건조하게 만드니, 제 몸에는 마이너스가 됩니다. 수분 보유량만큼 덜 늙는다는 말이 있습니다. 이렇게 수분을 빼앗는 커피는 아마도 노화도 촉진 시킬 것입니다. 하지만 각성과 집중력을 위해서 어쩔 수 없이 오전에 커피 한잔 정도는 마시게 되는군요.

커피가 위장장애를 일으키는 데다가 건조증을 유발하니 말을 많이 하는 저 같은 경우 마른기침을 유발합니다. 또 전에 식사를 많이 하고 잠자리에 들거나 하면 역류성 식도염도 약간 생겨서 이 때문에 마른 기침을 하기도 하였습니다. 그런데 커피와 식사량을 줄이고, 가능하면 야식을 안 하는 방향으로 하니 역류성 식도염이 무척 좋아졌고요, 식곤증이 거의 없어지고, 운전할 때도 졸음이 별로 안 오게 되었습니다. 덕분에 체중감량까지 절로 되니 참 잘 선택한 것 같습니다. 가을에 건강검진을 했더니 전에는 약간 높게 올라갔던 중성지방 수치와 총콜레스테롤 수치가 모두 정상치로 회복이 되었습니다. 그래서 이상지질혈증이 생기는 이유가 지나친 육식 섭취에서 비롯되는 게 아니고, 고탄수화물 식사에서 비롯된다는 것을 몸으로 확인하게 되었습니다.

때로 저녁 공복감에 어쩐지 허전해서 집에 와서 '뭔가를 더 먹을까'하는 유혹도 생기지만, 조금 더 먹은 날에는 여지없이 속이 불편

하고 피곤해집니다. 오히려 꼬르륵 소리 나는 공복감을 즐기게 됩니다. 이렇게 꼬르륵 소리가 날 때 위장관 내에 남아 있던 음식물 찌꺼기가 다 아래쪽으로 내려가면서 노폐물이 처리되니 공복 상태를 유지하는 것은 우리 몸에 굉장히 유익한 것입니다. 저녁 시간에 10~12시간 정도의 간헐적 단식을 시행해 보면 여러 가지가 좋아지는 것을 얼마 안 가서 몸으로 체득하게 되니 이 글을 읽는 독자분들도 따라서 해보시기를 바랍니다.

각 사람의 수명이 그 사람이 보유하고 있는 효소의 양과 밀접한 관계가 있다고 합니다. 효소가 부족하면 그만큼 수명이 단축된다고 할 수 있습니다. 소식하면 소화효소와 대사 효소를 절약하게 되므로 당연히 수명이 늘어날 것입니다. 게다가 소식하면 AMPK가 더욱 활성화되어서 에너지 대사가 잘 되고, 항노화는 덤으로 받게 됩니다.

반대로 과식하면 텔로미어가 짧아질 수 있습니다. 텔로미어는 DNA가 함부로 풀려서 손상되는 것을 방지하는 기능이 있습니다. 텔로미어를 운동화 끈 끝에 있는 매듭과 같다고 생각하면 되는데요, 운동화 끈의 끝부분에 매듭이 없다면 금방 너덜너덜해지듯 유전자의 끝부분이 손상되는 것입니다. 세포분열을 거듭할수록, 노화가 진행될수록 텔로미어가 짧아지지만, 비만도 과다한 활성산소에 노출되게 하므로 노화와 질병의 지름길로 가는 것입니다.

철분이 부족하면
비만하기 쉬운 이유

하루 3번 식사를 했는데도 중간에 배가 또 고픈 이유는 인슐린 저항성이 생겨서 먹은 음식을 가지고 에너지 대사를 못 시켜서 그럴 수도 있지만, 또 다른 한 가지 이유는 혈 부족 때문입니다. 혈액이 충분하지 않으면 먹은 지 얼마 안 되어서 저혈당에 빠지게 되므로 식사 중간에 간식을 찾게 됩니다.

이 사실은 제가 경험한 것인데요, 과거 무배란성 월경으로 과다 출혈 되어서 혈액이 너무 부족해지니, 일하면서 힘이 빠지면 수시로 빵, 떡, 과자 등을 먹곤 하였습니다. 결과적으로 혈액이 많아진 게 아니고 지방만 늘어나고, 오히려 더 피곤해졌습니다. 당화혈색소는 6.0에 육박했고, 중성지방 수치도 상당히 올라갔습니다. 나중에 환경 독소를 빼주는 요오드 복용으로 에스트로젠 우세 증이 해소된

뒤 폐경이 되었고, 질 좋은 헴 철을 챙겨 먹어 혈액이 채워져서 간식을 먹는 나쁜 버릇이 없어졌습니다.

요즘에는 세 끼 식사만 하고 간식은 거의 안 먹는 편입니다. 저녁도 5시 전후로 간단히 먹어도 별로 배가 고프지도 않고 체중도 빠지고 부기도 내려서 보통 체격을 유지하고 있습니다. 혈액이 부족하면 대사되지 못한 수분이 고이게 되므로 자꾸 붓게 됩니다. 좋은 혈액은 부족한 대신, 부종과 지방이 계속 쌓이게 되는 것이지요.

특히 가임기 여성분들은 생리혈 배출과 질 좋지 못한 패스트푸드 섭취로 인해 진정한 혈액이 부족한 사람이 많습니다. 이런 몸 상태는 주전부리를 자꾸 하게 만들고, 결과적으로 비만과 인슐린 저항성이 따라오는 것입니다. 가능하면 영양가 풍부한 음식을 챙겨 먹되, 혈 부족 해소를 위하여 위장 장애 없고 흡수력 좋은 헴 철제제를 복용하는 것도 좋습니다. 그러면 세 끼 식사만 해도 주전부리 생각이 없어지고 부기와 뱃살이 절로 빠질 겁니다.

저의 첫 번째 책을 읽고서 방문한 모녀가 있었습니다. 기력이 매우 쇠약한 어머니께 몇 가지 영양소를 챙겨드려서 차츰 좋아지고 있는데요, 어머니를 모시고 온 30대 따님은 포도를 한자리에서 세 송이나 먹는다고 했습니다. 제가 놀라서 살펴보니 이 여성이 혈 부족증이 심하고, 장 기능도 매우 안 좋았습니다. 제가 설명하기를 "혈액이 부족해지면 순간적으로 혈당이 떨어져서 그렇게 폭식하게 된다. 질 좋은 헴 철을 챙겨 드셔요"라고 말하고, 장 기능 회복을 위해서 포스트 바이오틱스도 드렸습니다. 이 여성분은 한 달이 못 되어 폭식도 줄어들고 장 기능이 매우 좋아지면서 부기도 빠졌습니다. 역시 젊은 사람은 영양소를 투여하면 노령층보다 빠르게 반응이 오는 것 같습니다.

빨리 먹으면
살이 찌는 이유

식사하면 약 40%는 포도당을 만들어서 쓰고, 약 60%는 간과 근육에 글리코겐 형태로 저장해 놨다가 공복시에 꺼내쓰게 됩니다. 간에 저장된 글리코겐은 혈당 유지에 필요합니다. 식사 후 약 3시간이 지나면 섭취한 음식을 통해서 만들어진 40%의 포도당을 다 쓰게됩니다. 그다음 간에 저장된 약 100g의 글리코겐을 분해하여서 에너지로 사용합니다. 그래서 3시간마다 식사를 안 해도 혈당 유지가되는 것입니다. 근육 속에 저장된 글리코겐은 주로 근육을 움직일때 사용하고, 간과 근육 속에 글리코겐을 다 저장한 후 그 이상 먹은음식은 지방으로 저장하게 됩니다.

움직일 정도만 먹으면 딱 좋을 텐데요, 사람들은 식사 후에 달콤한 과일도 먹고, 식사와 식사의 중간에 빵이나, 떡, 과자, 주스 등을 또 먹기 때문에 살이 찌는 것입니다. 알지만 절제가 잘 안되는 안타까움이 있지요.

간에 저장된 글리코겐은 약 12시간 정도 식사를 안 해도 혈당을 유지해 줍니다. 만약 저녁 7시에 식사를 하고 다음 날 아침 7시에 식사를 하면 12시간 동안 간헐적 단식을 하는 셈인데요, 그 시간에 간에서 글리코겐을 분해해서 포도당으로 만들어 쓰게 됩니다. 가능하면 야간에 식사하지 않아야 위장도 쉬고, 췌장도 쉬게 되므로 진정한 휴식을 취할 수 있습니다. 만약 늦은 저녁까지 뭔가를 자꾸 먹는다면 위장관은 밤에도 계속 일을 하므로 아침이 되면 무척 피곤함을 느끼게 되고, 속도 더부룩하고 아침밥 맛이 없을 것입니다. 무거운 몸과 마음으로 하루를 시작하니, 활기찬 아침을 열 수 없게 됩니다. 야식만 끊어도 비만이 예방되고, 위장 기능이 좋아지며 피로가 없어집니다.

만약 식사 후 12시간이 지나도 식사를 안 한다면 간 속의 글리코겐은 다 써버렸고 이제 어디에서 에너지를 꺼내 써야 할까요? 지방에서 꺼내 쓸 수 있는데요, 지방에서 지방산과 글리세롤 두 가지가 만들어질 수 있지만, 지방산에서 포도당을 만들 수는 없고, 글리세롤은 가능합니다. 글리세롤은 아세틸-CoA로 분해된 후 크렙스 회로에 들어가서 에너지를 발생시키고 이산화탄소가 나오면 반응이

끝나는 것입니다. 크렙스 회로에 들어가는 순간 바로 연소가 되므로 엄청 뜨거운 아궁이라고 비유할 수 있을까요? 지방이 들어가는 순간 타버리는 것입니다. 12시간 이후부터 글리세롤, 젖산, 아미노산 등에서 에너지를 꺼내쓰는 것을 당 신생(gluconeogenesis)이라고 합니다.

하지만 나이가 들거나 몸의 기능이 떨어지면 미토콘드리아에서 크렙스 회로를 돌리는 능력도 떨어지게 됩니다. 특히 당뇨 환자는 미토콘드리아의 기능이 저하됩니다. 미토콘드리아는 세포 내에서 에너지를 만들어 내는 발전소라고 할 수 있는데요, 사람마다 미토콘드리아의 숫자가 달라서 1,000개~10,000개까지 천차만별입니다. 대기업과 소규모 영세 기업의 설비 시설이 현격히 다르므로 생산된 제품의 질과 양, 두 가지 면에서 엄청난 차이가 나듯, 평소에 운동을 열심히 하는 사람과 병약하여 누워서 지내는 사람의 미토콘드리아 숫자는 무척 차이가 날 것입니다. 미토콘드리아의 숫자가 적은 사람은 같은 양의 식사를 해도 에너지를 덜 만들게 되니 기운이 없을 것이고, 또 노후화된 공장에서 그을림이 많이 생기듯, 몸에서는 활성 산소가 많이 배출되므로 여기저기 쑤시고 아프게 될 것입니다.

그런데 만약 당지수가 아주 높은 음식을 먹으면 어떤 일이 벌어지냐면 당이 너무 빠르게 흡수되어서 글리코겐으로 저장할 새도 없이 바로 해당 과정으로 진행이 되고, 크렙스 회로로 가서 에너지를 만들게 됩니다. 그래서 당지수가 높은 음식을 좋아하면 근육이나 간에 글리코겐으로 저장이 잘 안되고 먹은 음식은 바로 뜨거운 아궁이 속(크렙스 회로)으로 들어가서 타버리는 것입니다. 이렇게 빨리 에너지 회로가 돌아가다 보면 구연산이 튀어나와서 아세틸-CoA를 거쳐서 지방산으로 저장되는 것이랍니다. 그러니 당지수 높은 빵, 케이크, 콜라, 주스 등을 먹으면 지방으로 변해서 살이 빨리 찌게 될 것입니다.

그뿐만 아니고, 글리코겐으로 저장을 잘 못하니 먹은 지 3시간 정도 지나면 또 허기가 진다는 게 문제입니다. 그리고 너무 빨리 먹으면 포만감을 주는 렙틴 호르몬이 작동하기도 전에 많이 먹어버리게 되니 식사 조절도 잘 안 됩니다. 반대로 잡곡밥, 국, 나물, 달걀 등, 당지수가 낮은 음식을 천천히 씹어서 먹는다면 포만감을 주는 렙틴 호르몬이 나와서 배부르다고 느끼니 많이 안 먹게 되고, 지방으로 저장도 덜 될 것입니다. 하지만 바쁜 생활 때문에, 학교로, 직장으로 가느라 천천히 씹어먹을 시간도 없이 급히 끼니를 때우다 보니 소화도 안 되고, 먹는 행복감을 느끼지도 못하면서 살이 점점 찐다는 게 현대인의 딜레마입니다.

칼로리, 당지수, 당 부하지수
무엇이 다른가?

　우리나라 음식은 주로 고탄저지(高炭低脂)입니다. 탄수화물을 주로 먹고, 지방은 적게 먹는 식사이지요. 살이 안 찌려면 열량도 낮아야 하지만, 당 부하지수가 낮아야 합니다. 한식은 중식이나 양식보다 열량은 높지 않지만, 당지수, 당 부하지수는 높습니다. 한식은 밥 위주의 식단이고, 현미 등 잡곡을 섞어서 밥을 하더라도 당지수가 50이 넘어가기 쉽습니다. 당뇨가 있거나 살을 빼는 사람에게는 도움이 잘 안되는 식단이라고 할 수 있습니다.

　칼로리와 당지수, 당 부하지수가 무엇이 다른지 알아봅시다. 하루 권장 칼로리는 남자는 2,500Kcal, 여자는 2,000Kcal입니다. 그런데 칼로리는 내 몸이 반응하는 수치는 아닙니다. 칼로리 개념은 저울에 달아서 불에 태운 뒤 그 열량을 측정하는 것인데요, 칼로리가

식품정보	당지수(GI)	1회 섭취분량	1회 섭취분량당 당질량(g)	당 부하지수(GL)
대두콩	18	150	6	1
우유	25	250	12	3
사과	38	120	15	6
배	38	120	11	4
밀크초콜릿	43	50	28	12
포도	46	120	18	8
쥐눈이콩	42	150	30	13
호밀빵	64	30	13	6
현미밥	55	150	33	18
파인애플	66	120	13	7
페이스트리	59	27	26	15
고구마	55	150	28	17
아이스크림	61	50	13	8
환타	68	250	34	23
수박	72	120	6	4
늙은 호박	75	80	4	3
구운 감자	85	150	30	26
흰쌀밥	86	150	43	37
떡	85	30	25	23
찹쌀밥	92	150	48	44

GI: Glucose Index(당지수)
GL: glycemic Lord(당 부하지수)

높다고 해서 무조건 살이 찌는 것은 아니랍니다. 칼로리가 높아도 인슐린 분비량이 많지 않다면 살이 찌지는 않습니다.

지방을 먹으면 열량은 높지만, 인슐린 분비는 잘 안 됩니다. '지방은 열량이 높으니, 지방을 먹으면 두 배로 찔 것이다'라고 생각하기 쉽지만, 꼭 그렇지는 않습니다. 기계적인 반응과 내 몸이 반응하는 것이 딴판일 수가 있는데요, 칼로리는 어디까지나 참고치로 봐야 합니다.

당지수는 포도당 50g을 먹고 두 시간 동안에 혈당이 높아지는 것을 기준으로 당지수 100이라고 합니다. 즉 포도당 50g을 섭취한 것과 다른 식품 50g을 섭취한 것을 비교하는 것이지요. 칼로리 개념은 각 식품을 저울에 달아서 태웠을 때의 열량을 측정한 것으로 기계가 반응하는 값이고, 당지수는 사람이 반응하는 것을 측정한 값이라고 생각하면 됩니다.

주로 탄수화물 계통이 당지수가 높은데요, 그중에서 가루로 빻은 음식의 당지수가 높은 편입니다. 밀가루로 만든 국수나 빵, 쌀가루로 만든 떡 등이지요. 70 이상이면 당지수가 높은 것입니다. 인스턴트 식품들이 비교적 당지수가 높고, 천연식품들은 당지수가 낮습니다. 감자튀김, 카스텔라, 도넛 등은 당지수가 굉장히 높은 음식이고,

유제품은 당지수가 그리 높지 않습니다. 두부도 별로 안 높고, 단백질은 인슐린 분비를 촉진하지 않는 음식입니다. 수박의 당지수가 높고, 나머지 과일들은 당지수가 그리 높지 않습니다. 채소는 당지수가 그리 높지 않지요. 당지수가 과일의 단맛과 똑같다고 생각하면 안 되는데요, 과일이 단것은 과당 때문에 단 것입니다. 비만과 고혈당은 당지수가 높은 음식을 먹어서 생기는 질병이지요.

당지수보다 당 부하지수(Glycemic Lord)가 더 정확한 수치라고 할 수 있는데요, 당 부하지수는 실제 내가 섭취한 양을 고려해서 나온 것입니다. 칼로리보다 당지수, 당지수보다 당 부하지수가 더 우리 몸에서 실제로 섭취한 당분을 측정할 때 정확한 개념이라고 할 수 있습니다.

당 부하지수는 4가 기본입니다. 수박의 당지수가 72인데요, 수박의 1회 섭취량은 120g 정도 됩니다. 나물과 과일의 1회 섭취량은 100g 정도입니다. 당 부하지수를 체크할 때는 모든 식품을 120g으로 보고서 체크를 합니다.

수박 120g 중 90% 이상이 수분입니다. 그중 탄수화물의 양은 6g에 불과합니다. 수박의 당지수는 72인데요, 수박 120g 속에 탄수화물이 6g 정도 들어있으므로, 72×6 ÷ 100=4.32 이것이 수박의 당

부하지수입니다. 당지수와 당 부하지수가 상당히 차이가 납니다. 당 부하지수는 실제 1회 섭취한 양의 식품 속에 함유된 당분을 측정하는 것이므로 가장 실제적인 당분의 양을 알 수 있습니다. 요즘에는 당지수보다 당 부하지수를 더 고려하는 편입니다. 가장 똑똑한 측정 방법이라고 할 수 있겠지요.

칼로리 개념은 실제 내 몸에서 반응하는 것과는 거리가 먼 기계적인 수치라면, 당지수가 70이 넘으면 높은 것인데요, 당 부하지수는 20이 넘으면 높은 것입니다. 그런데 현대인들이 먹는 음식이 대부분 당지수와 당 부하지수가 높은 음식들입니다. 이런 점을 고려해서 먹지 않는다면 대개의 음식은 혈당을 높이므로 당뇨와 비만에 악영향을 미치는 것입니다.

식품별 당지수(GI) 와 당부하지수(GL)

당지수 55이하	당지수 낮음
당지수 56~69	당지수 보통
당지수 70 이상	당지수 높음
당부하지수 10 이하	낮음
당부하지수 11~19	보통
당부하지수 20 이상	높음

출처: 대한당뇨병학회 식품교환 활용 지침

밀가루 음식을 많이 먹으면
살이 찌는 이유

우리나라 사람들은 쌀을 주식으로 삼고 밥을 해 먹지만, 건조한 이집트 지역과 중동지역은 쌀농사가 되지 않으니, 밀을 재배해 먹고 살고 있습니다. 벼는 물과 햇볕이 많아야 자라지만, 밀은 물과 햇볕이 다소 부족해도 재배할 수 있는 식물입니다. 유럽은 위도가 높아서 일조량이 부족하고, 비는 주로 겨울에 내리기 때문에 벼를 키울 수 있는 물이 부족하므로 밀을 재배해서 주식으로 삼고 있지요. 그런데 밀은 껍질을 벗기기 힘들어서 밀로 밥을 지을 수는 없고, 가루를 내어서 빵을 만듭니다.

밀과 쌀은 탄수화물 이외에도 단백질도 함유되어 있습니다. 밀에는 14%의 단백질이, 쌀에는 8%의 단백질이 들어있는데요, 밀에 있는 단백질은 글리아딘(Gliadin)과 글루테닌(Glutenin)입니다. 밀가루를 물로 반죽하면 '글루텐'이라는 끈적끈적한 새로운 단백질이 만들어집니다. 수타면을 반죽할 때 많이 내려칠수록 더욱 쫄깃해지지요. 그만큼 글루텐이 더 많이 생겼다고 할 수 있습니다. 이 쫄깃한 면발의 국수가 맛은 있지만 사실 건강에 그리 좋은 것은 아니랍니다.

나이가 들면서 단백질 분해 효소가 줄어들어서 밀가루에 들어있는 글리아딘을 분해하지 못하는 사람이 많습니다. 글리아딘을 이루고 있는 277개의 아미노산 중 일부분이 독소로 작용해서 장에 균열을 생기게 한다는 사실을 아시는지요. 글리아딘은 장 상피세포의 수용체에 결합해서 조눌린(zonulin)의 발현을 촉진합니다. 조눌린이 과량 발현되면 장 상피세포의 치밀 결합(tight junction)을 손상해서 장 누수 증후군을 일으키게 되므로 알레르기와 자가 면역질환의 원인이 될 수 있습니다. 밀가루 음식을 많이 먹으면 가스도 많이 차고, 소화도 잘 안되는 경우가 많고, 또 아토피, 비염 등 알레르기 질환도 많이 생기는 이유가 이 때문입니다.

건강한 장 상피세포는 촘촘하므로 음식 속의 이물질이 혈액 내로 유입되지 않으나, 장 누수 즉, 장이 새게 되면 그곳으로 미처 소화하지 못한 찌꺼기나 식품 첨가물, 심지어 기생충까지 혈액 내로 유입됩니다. 아무리 좋은 유산균을 먹어도 장 누수를 해결하지 못하면 장 건강이 회복되기 어렵습니다. 그러므로 과민성 대장증후군이나 크론씨병 등 어려운 장 질환자뿐 아니고, 늘 장에서 가스가 차고 변이 시원하지 않은 사람들은 밀가루 음식을 자제하는 게 좋습니다. 또 자가 면역 질환자도 마찬가지입니다.

게다가 밀은 까기가 어려워서 밀가루로 만들어 먹기 때문에 당지수(GI)가 올라가므로 비만이 되기도 쉽습니다. 그리고 고(高) 포드맵(FODMAP) 음식으로 분류되는데요, 장내 이상발효를 일으키기 쉽습니다. 장에 가스가 잘 차는 사람과 과민성 대장증후군, 소장 내 세균 과다 증식증(SIBO)이 있으면 고 포드맵 식단을 줄이는 게 좋은데요, 밀가루에는 올리고당이 과량 들어있기 때문에 고 포드맵 음식 재료로 분류됩니다. 그러니 빵이나 국수 등 밀가루 음식을 좋아하면 장 누수 증후군에 걸리기 쉽다는 말입니다. 장에 구멍이 뚫리고, 피부도 거칠어지는 원인이 되기도 합니다. 밀을 주식으로 하는 서양인들의 피부가 대체로 동양인보다 더 거친 까닭이 이러한 이유 때문이기도 합니다.

또 다른 밀가루 음식의 문제점은 미국산 밀가루 속에 함유된 브롬 독소입니다. 브롬을 밀가루에 첨가하면 반죽이 잘 부풀게 되고 심지어 하얗게 표백시킵니다. 브롬 독소가 함유된 미국산 밀가루는 가격이 저렴하므로 제과 제빵이나 국수 종류를 만들 때 많이 사용됩니다. 현재 유럽, 호주, 중국 등에서는 밀가루에 브롬을 첨가하는 것이

금지되어 있지만, 유독 미국산 밀가루에는 허용되고 있는데, 국산 밀가루보다 저렴하니 많이 사용되는 실정입니다.

환경 독소인 브롬은 갑상샘, 유방, 자궁, 전립선에도 나쁜 영향을 미치게 되는데요, 특히 암에 걸렸거나, 암을 염려하는 사람들은 밀가루 음식을 금하는 게 좋다고 하지요. 이같이 여러 가지 이유로 밀가루 음식은 건강에 마이너스 요인이 되고, 비만과 당뇨병에도 악영향을 끼치는 음식이라고 할 수 있습니다. 하지만 날로 우리나라 사람들의 쌀 소비량은 줄어들고, 밀가루 소비량이 늘어가는 것이 안타깝네요. 브롬 독소 배출을 위해서는 원소 주기율표에서 같은 17족(브롬, 염소, 불소, 요오드)인 요오드(127)[29]를 충분히 복용해 주면 도움이 됩니다.

---

29   요오드(I) 127: 영양소이며 129와 131은 방사선 요오드이다.

저탄고지(低炭高脂)
다이어트란?

사람은 밥을 먹고 산소를 들이마시면 이산화탄소와 물로 배출됩니다. 식물은 태양 빛을 받고, 이산화탄소를 잎 속의 기공을 통해서 받아들여서 광합성을 합니다. 식물이 만든 열매나 잎, 줄기, 뿌리 등을 사람이 먹어서 에너지를 얻고, 다시 이산화탄소를 배출하는 것이지요.

이것을 간단한 공식으로 나타내면

탄수화물 또는 지방 + O_2(산소) → CO_2(이산화탄소) + H_2O(물)입니다.

이것이 사람이 먹고 배설하며 살아가는 과정이라고 할 수 있습니다. 산소와 이산화탄소는 공기 중에서 순환되는 것이고 인간의 육체는 그야말로 흙에서 와서 흙으로 돌아가는 것이라고 할 수 있습니다. 인간도 어쩌면 자연의 일부인 것 같습니다.

내 몸에 저장된 지방은 두 가지로 대사가 될 수 있습니다. 이산화탄소로 대사가 되든지, 아니면 케톤체로 대사가 됩니다. 케톤체(Keton body)는 에너지를 가지고 있는 물질이라고 할 수 있습니다. 케톤체는 소변으로 빠지고 호흡을 통해서 배출됩니다. 케톤체는 약 5Kcal의 에너지를 가지고 있고, 지방은 9Kcal를 가지고 있습니다. 케톤체로 대사가 된다면 5Kcal 정도가 배출되므로 결과적으로 몸속에 저장되는 에너지는 4Kcal밖에 안 되는 것입니다. 이거 뭔가 사기성이 있는 듯하기도 하고, 약간 머릿속이 복잡해지시나요? 알고 보면 간단하답니다.

지방이 CO_2로 대사가 되느냐, 케톤으로 대사가 되느냐를 결정하는 것은, 내가 먹은 탄수화물의 양입니다. 탄수화물은 적게 먹고 지방을 많이 먹는 식사인 저탄고지(底炭高脂)를 하게 되면, 당 신생과정에서 크렙스 회로 내에 옥살산[30]이 고갈되기 때문에 아세틸-CoA가 크렙스 회로 내로 들어갈 수 없어서 케톤체로 전환되는 것입니다.

---

30 옥살산: 옥살로아테이트 oxaloacetate 탄소 4개의 당분

이것을 쉽게 비유로 설명해 본다면 아궁이에 불 땔 장작이 너무 모자라니 전에 모아두었던 건축 폐기물을 태우는 상황인데요, 이 건축 폐기물에는 기름기가 있어서 너무 활활 잘 탑니다. 결과적으로 집에 지저분하던 폐기물도 없어지고 온돌방도 뜨끈해진 상황으로 설명될지요? 즉 탄수화물 대신에 지방을 케톤체로 전환해서 에너지를 많이 소비하는 다이어트입니다. 하루에 2,000Kcal의 음식을 탄수화물로만 먹는다고 가정해 본다면, 탄수화물은 1g당 4Kcal를 만드니 500g의 탄수화물을 먹으면 2,000Kcal를 먹는 것입니다. 그런데 만일 탄수화물을 20% 미만으로 줄인다면 에너지 공장을 돌릴 원료 부족으로 크렙스 회로로 가지 못하고, 지방을 케톤체로 전환하여서 대체에너지를 돌리는 방법입니다.

저탄고지 다이어트의 가장 효율적인 방법은 탄수화물을 10%(200Kcal) 이하로 줄이는 방법입니다. 하루에 밥 2/3 공기 정도만 먹는 것입니다. 탄수화물을 그 이상 먹는다면 저탄 고지라고 할 수 없습니다. 나머지의 필요 열량은 모두 지방으로 먹는다면 이 지방을 케톤체로 태울 수가 있는 것입니다. 그러면 내 몸에서는 열량을 절반 정도로 인지하게 되므로 부족한 열량만큼 내 몸에서 꺼내 쓰게 됩니다. 이것이 저탄 고지의 원리이고, 배고프지 않으면서 다이어트를 하게 되는 것입니다. 이른바 황제 다이어트이지요.

이론은 그럴듯하지만, 케톤 식사는 몸에서 아세톤이 호흡을 통해서 빠져나가므로 시큼한 냄새가 날 수 있고, 지방을 많이 먹으면 활성산소가 다량 발생 되므로 나중에는 미토콘드리아에 손상을 줄 수도 있습니다. 그래서 너무 이런 다이어트에 치우칠 필요는 없다고 봅니다. 그리고 실제로 탄수화물을 극히 적게 먹고, 지방을 주 에너지원으로 하는 식사 방법은 지속하기 쉽지 않을 것입니다.

일부 암 환자들도 저탄수화물 식사를 해서 포도당을 좋아하는 암세포를 굶겨 죽일 수 있다고 하지만, 다른 문제가 또다시 발생 될 것입니다. 지방을 어떻게 꺼내 쓸 것인가에서 착안한 저탄고지 다이어트는 단기간 체중감량 하는 데는 도움이 되지만, 장기간 시도한다면 지방간이나 인슐린 저항성을 유발한다고 하니 참고하시길 바랍니다.

케톤 다이어트와
케톤산증의 차이점

저탄수화물 식사를 하면 혈당이 낮아지고, 인슐린 분비가 잘 안되며, 반대로 글루카곤의 분비량이 늘어납니다. 유리지방산이 혈중에 많아지고, 혈중 케톤 수치는 0.5~3.0mM 미만입니다. 케톤 다이어트는 혈액이 산성화되지 않은 상태이지요.

1형 당뇨 환자가 인슐린 주사를 맞지 않을 때 생기는 것을 케톤산증(ketoacidosis)[31]이라고 합니다. 케톤산증은 혈액이 산성화된 상태입니다. 1형 당뇨 환자는 혈중 인슐린 부족으로 혈액에는 혈당이 높지만 (일반적으로 500 이상) 세포 속으로는 포도당이 들어갈 수 없는

---

31 케톤산증(DKA, Diabetic KetoAcidosis): 몸 속 혈액 내에서 케톤체(ketone body)가 과량으로 증가하고 산도(pH)가 낮아지게 되는 상태. 혈액의 산도가 완충용량의 범위 이하까지 낮아져 혼수상태(coma)에 빠질 수 있고, 심각할 경우 죽음에까지 이르게 된다.

상태입니다. 인슐린 엄마가 힘을 못 쓰는 정도가 아니라 아예 엄마가 집 나간 상황으로 인슐린의 역할을 전혀 못 합니다.

그러니 이런 사람들은 밥을 먹더라도 에너지를 전혀 만들지 못합니다. 금식과 1형 당뇨의 차이는 옥살산의 고갈로 생성되는 케톤체의 양입니다. 금식으로 만들어지는 케톤은 에너지원으로 작용할 뿐 혈액을 산성화시키지는 않는데요, 당뇨 환자에서 만들어지는 케톤은 에너지원으로도 작용할 수 있지만, 케톤산증을 일으켜 사망에까지 이르게 할 수 있는 무서운 증상입니다. 케톤산증이 생기면 혼수상태가 될 수 있고, 병원에서 수액을 주입해서 혈중 케톤산의 농도를 낮추어야 급성 합병증을 해소할 수 있습니다.

간에서 만들어지는 세 가지의 케톤체는 각각 다른 방식으로 배출됩니다. 첫째, 아세톤(acetone)은 호흡으로 나가서 아세톤 냄새가 나게 됩니다. 둘째, 베타-히드록시부티릭산(hydroxybutyrate)은 혈액으로 갑니다. 셋째, 아세토아세테이트(acetoacetate)는 소변으로 배설되며, 이 성분은 아세톤처럼 냄새가 나지는 않고, 소변의 pH가 내려가게 됩니다.

혈액으로 주로 분비되는 케톤체는 베타-히드록시부티릭산 입니다. 이 물질은 산성을 띠기 때문에 다량의 베타-히드록시부티릭산이 혈액으로 분비되면 혈액은 산성화됩니다. 혈액의 pH가 7.2~7.3 정도로 떨어지다 보면 매우 위험한 상황이 될 수 있는 것입니다.

1920년~1980년 사이에는 인체와 유사한 돼지 인슐린을 1형 당뇨 환자에게 투여하여 케톤산증을 막았다고 합니다. 1920년 이전에는 1형 당뇨 환자들은 대부분 케톤산증으로 사망한 것으로 추측합니다. 현대에는 인슐린 재조합으로 만든 좋은 제품 덕분에 케톤산증으로 사망하는 경우는 드물지요. 1형 당뇨 환자가 인슐린 주사를 맞지 않으면 혈중 케톤 수치는 30mM까지 높아질 수 있습니다. (기준치의 10배가량) 이렇게 되면 아주 위험에 빠지게 되는 것입니다.

케톤산증의 원인은 첫째가 혈당이 높아서 오는 혈관의 막힘과 당독소(AGEs) 때문이고, 둘째는 포도당이 소르비톨(sorbitol)로 전환되는 폴리올 대사계(polyol pathway)로 진행되기 때문입니다. 가장 타격을 받는 장기는 눈과 신장, 그리고 신경인데요, 당뇨 합병증은 주로 이 기관에서 발생합니다.

혈중 포도당 농도가 높으면 포도당은 알도스 환원효소(aldose reductase)에 의해서 소르비톨로 변하기도 합니다. 소르비톨이 과당으로 변하는데요, 과당을 먹지 않아도 혈당이 상승하면 폴리올 대사계에 의해서 일부 과당이 만들어지는 것입니다. 소르비톨을 과당으로 전환하는 효소는 소르비톨 탈수소효소(sorbitol dehydrogenase)입니다.

간이나 난소에도 소르비톨 탈수소효소가 있습니다. 인체에서 폴리올 대사계가 있는 이유는 정낭(seminal vesicle)에서 과당을 만들어 정자가 살아갈 수 있도록 에너지원으로 쓰이기 위함입니다. 정자에도 뇌세포처럼 순간순간 에너지가 공급되지 못하면 DNA가 타격받기 때문입니다. 자기 유전자를 계승하려는 생존본능작용이지요. 그런데 소르비톨은 수분을 흡수하여서 팽창하는 경향이 있으므로 당뇨 환자의 경우 소르비톨 탈수소 효소가 없는 장기인 눈과 신경과 신장이 망가질 수 있는 것입니다.

간에 과당이 자꾸 공급되면 지방간이 되기 쉬울 것이고, 특히나 눈의 수정체나 망막, 신 사구체, 신경세포는 고혈당 상태가 유지되면, 폴리올 대사계가 일어나, 소르비톨 생합성이 많아지고, 소르비톨은 고삼투압과 산화적 손상 과정을 통해서 백내장, 망막증, 신장질환, 신경질환을 유발하게 됩니다. 당뇨병 그 자체도 위험한 질병이지만 이러한 당뇨 합병증이 더욱 무서운 것이지요. 이러한 합병증으로 진행되기 전에 식습관을 개선하고, 운동하고, 또 좋은 영양소도 챙겨 먹으면 어느 정도 예방이 가능합니다.

2장

인슐린 저항성은
당뇨를
불러온다

당뇨병의
진행 상태

보통 식사 후 췌장에서 인슐린이 분비되는데요, 당뇨의 진행에 따라서 인슐린의 분비 곡선이 좀 다르게 나타나는 경향이 있습니다. 간이나 췌장, 장으로 들어가는 당분의 통로인 GLUT2는 포도당 친화성이 낮아서 혈당이 높을 때만 포도당이 이 통로를 통과할 수 있습니다. GLUT2를 통과할 수 있는 최소 혈당은 90입니다. 혈당이 90 이상 오르면 포도당은 췌장 세포의 GLUT2를 통과해서 인슐린 분비를 촉진하게 됩니다. 혈당이 90 이상 오르지 않으면 인슐린 분비를 하지 않습니다. 하지만 기저 인슐린 (basal insulin)은 혈당과 상관없이 늘 분비됩니다.

혈당이 90 이상 되었을 때 췌장에서 분비되는 인슐린은 1상(1st phase) 분비라고 합니다. 이 분비는 수분 정도 지속하고, 췌장에서

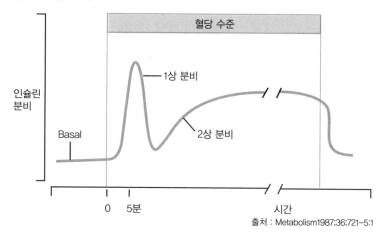

혈당 수준

인슐린
분비

1상 분비

Basal

2상 분비

0 5분

시간

출처 : Metabolism1987;36;721-5:1

이미 만들어져 있던 (pre-docked vesicle) 인슐린이 분비되는 것입
니다.

2상(2nd phase) 분비는 포도당이 췌장의 베타세포를 자극했을 때,
새로 만들어지는 인슐린이 분비되는 것입니다. 2상 분비는 수십 분
동안 분비됩니다. 식사하면 이렇게 첫 번째와 두 번째 인슐린 분비
가 일어납니다. 당뇨 조절이 잘 되는 상태는 공복혈당은 100 이하,
식후혈당은 140 이하입니다.

포도당을 섭취할 경우 포도당의 분비 곡선과 인슐린 분비 곡선
이 서로 비슷하게 올라갔다가 내려오는데요, 과당을 함께 복용할 때

는 두 곡선이 좀 더 높게 올라갔다가 내려갈 때는 더 낮게 내려가는 경향이 있습니다. 과당을 섭취하면 혈당 조절이 좀 더 잘 안되는 것입니다. 이같이 과당을 먹으면 혈당 조절이 잘 안 되는 이유는 뭘까요? 그건 기저 인슐린 분비량이 적기 때문인데요, 기저 인슐린의 분비량이 적으면, 간에서 포도당 분비를 억제하지 못하기 때문에 공복 혈당이 높아지는 것입니다. 공복 혈당은 내인성 당, 즉 간에서 나오는 당이기 때문입니다.

반면 식후혈당 조절이 안 되는 것은 2상 인슐린 분비량이 적기 때문입니다. 2상 인슐린 분비량이 적으면 식후 체내로 들어온 외인성 포도당이 근육 세포로 들어가지 못하기 때문에 혈액 속에 포도당이 많아지므로 식후혈당이 높아질 수밖에 없습니다.

모든 혈당 조절이 안 되는 이유는 근육이나 지방세포에 있는 인슐린 수용체 기질(IRS-1)이 세린 인산화로 진행되어 가고 있다, 즉 인슐린 저항상태로 가고 있다고 봐야 합니다. 혈당 조절이 안 될 때 어떻게 해야 할까요? 먼저 내장 지방을 감량하여서 인슐린 저항성이 개선되어야 하고, 지방간을 줄여서 내인성 당 생성을 줄여야 합니다. 또 췌장 지방을 줄여서 인슐린 분비량을 늘려야 합니다. 그리고 근육세포의 인슐린 수용체 기질(IRS-1)의 티로신 인산화를 유도해야 합니다.

당뇨를 조절할 수 있는
최적의 시기

2022년 대한 당뇨병학회 팩트 시트(fact sheet)에 의하면 식품 첨가물의 무분별한 사용 증가로 인해서 당뇨병 전 단계인 사람들이 무려 1,497만 명으로 집계되었고, 2015년 당뇨병 환자가 337만 명이었는데, 526만 명으로 증가했습니다. 또 2022년 대한 신장학회 팩트 시트 자료에 의하면 말기 신부전으로 투석이나 신장 이식을 받은 환자가 127,068명으로 나타났습니다.

인슐린 저항성을 잡으려면 체중감량이 필수입니다. 그래야 이소성 지방들이 사라지고 췌장, 간, 근육의 과잉 지방을 줄일 수가 있습니다. 사람에 따라 다르지만, 인슐린 저항성 단계(반 당뇨 상태)에 있는 기간은 약 10년 정도라고 합니다. 반 당뇨 상태인 10년 동안이

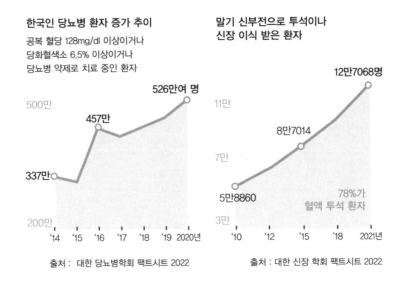

한국인의 당뇨병과 신장기능 저하 추이

한국인 당뇨병 환자 증가 추이
공복 혈당 128mg/dl 이상이거나
당화혈색소 6.5% 이상이거나
당뇨병 약제로 치료 중인 환자

500만
457만
526만여 명
337만
200만
'14 '15 '16 '17 '18 '19 2020년

출처 : 대한 당뇨병학회 팩트시트 2022

**말기 신부전으로 투석이나
신장 이식 받은 환자**

11만
8만7014
12만7068명
7만
5만8860
3만
78%가
혈액 투석 환자
'10 '12 '15 '18 2021년

출처 : 대한 신장 학회 팩트시트 2022

건강을 회복할 수 있는 마지막 기회라고 할 수 있습니다. 이 시기를 놓치면 아쉽게도 약 없이 당뇨 조절하기 어려울 것입니다. 이 기간에 다행히도 체중감량에 성공한다면 정상 혈당으로 회복될 수 있고, 췌장의 기능도 손상 없이 회복될 것입니다.

당뇨가 시작되기 전에는 공복 혈당이 서서히 올라가는 것이 정상입니다. 그러다가 당뇨 전 단계가 되면 식후혈당이 갑자기 상승하기 시작하고, 당뇨병이 시작된 이후에도 꾸준히 상승합니다. 인슐린 레벨은 당뇨 전 단계에서 급상승하다가 당뇨 개시 이후에 점점 내려갑니다. 췌장 베타세포의 인슐린 분비 능력과 소장의 인크레틴 분비 능력은 서서히 저하됩니다. 즉 인슐린 저항상태로 가는 것이지요. 췌장의 기능이 서서히 망가지고 있다는 증거입니다. 이렇게 심한 당뇨병으로 진행이 안 되고 싶다면 어떻게 해야 할까요?

당뇨를 진단받고, 2~3년 안에 체중의 약 10%를 감량하여서 인슐린 저항성을 줄인다면 정상에 가깝게 조절될 수 있습니다. 당뇨 진단 후 이 2~3년간이 당뇨를 정상으로 돌릴 수 있는 최후의 골든타임이라고 합니다. 이 시기를 놓친다면 약 없이 정상 혈당으로 조절할 수 있는 마지막 기회를 영영 잃게 되는 것입니다.

인슐린 저항성 단계에서는 근육 세포의 인슐린 저항성은 생기고, 지방세포의 인슐린 저항성은 아직 안 생긴 상태입니다. 근육과 지방

체중감량과 당뇨 개선 효과

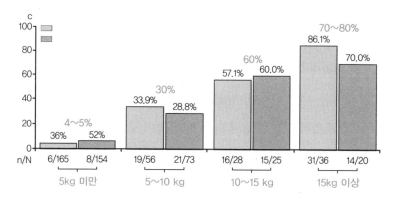

세포로의 포도당 유입 중 지방세포로의 포도당 유입이 상대적으로 커지는 단계입니다. 인슐린 분비도 적어지고 당뇨 조절이 잘 안 되어서 유리지방산이 많아집니다. 염증 수치가 높아지고 스트레스가 많아지면 세린 인산화가 되어가고, 인슐린 저항성이 생깁니다.

근육세포 내로 당이 유입되었을 때와 지방세포 내로 당이 유입되었을 때의 대사 과정이 차이가 납니다. 근육세포 내에서는 해당 과정 촉진, 글리코겐 생성 촉진, 아미노산 유입 촉진, 단백질 합성을 촉진하는 것이 정상적인 과정입니다. 그런데 근육에 인슐린 저항성이 생기면 근육세포 안으로 포도당이 잘 못 들어가니 지방세포로 포도당 유입이 많아질 것입니다.

근육세포가 지방세포보다 인슐린 저항성이 먼저 생기는 이유는 인슐린 저항성으로 근육세포에 침착되는 이소성 지방 때문이라고 추측합니다. 지방이 없어야 할 근육에 엉뚱하게도 지방이 끼게 된다면 인슐린 수용체에 오류가 잘 생기게 됩니다. 지방세포 내의 지방 축적은 이소성 지방이라고 할 수 없기에 인슐린 저항성을 유도하지는 않습니다. 대신 근육에 쌓인 지방은 인슐린 저항성이 생기기 때문에 근육 조직 내의 지방량 증가가 가속이 붙게 되고, 체중이 점점 늘어나게 될 것입니다. 이러한 상태가 되면 근육은 힘을 잘못 내면서 살만 찌는 상태라고 할 수 있지요.

식후혈당을 잘 조절하려면 근육량을 늘이는 게 제일 좋은데요, 식후 30분에 30분 운동을 하면 지방량이 줄어들고, 혈당 조절이 잘될 확률이 높아집니다. 근육량을 늘리거나 운동을 하게 되면 인슐린 수용체 기질(IRS-1)의 세린 인산화는 자연스레 티로신 인산화로 정상화되면서 인슐린 저항성이 줄어들게 됩니다. 식후혈당 조절의 핵심은 근육이 당을 많이 소비하도록 하고, 췌장에서 2상 인슐린 분비가 잘되도록 관리하는 것입니다.

10년의 반 당뇨 상태를 지나면 거의 당뇨병이 생기는데요, 췌장의 인슐린 분비 능력이 떨어지기 때문입니다. 그런데 당뇨를 10년 정도 앓게 되면 당뇨약으로도 조절이 안 되는 시기가 옵니다. 바로 당뇨 합병증이 찾아오는 시기입니다. 당뇨 4단계라고 할 수 있습니다.

식사 조절과 운동 요법, 그리고 당뇨에 도움을 주는 질 좋은 제품을 챙겨 먹는 최적기는 언제일까요?

1) 가장 좋은 시기는 반 당뇨 상태에 있을 때입니다.
2) 그다음은 당뇨 진단을 받고 2~3년 이내입니다.
3) 그다음은 당뇨 진단 후 2~3년 이후입니다.
4) 그다음은 당뇨약으로 당 조절이 안 될 때가 오는 것입니다.

가장 늦었다고 생각될 때가 가장 빠른 시기라는 말이 있습니다. 온몸의 기능을 서서히 망가뜨리는 괴로운 당뇨병, 더 늦기 전에 돌아보아야 합니다.

당 독소(AGEs)는
왜 위험한가?

　고소한 빵, 향기로운 커피, 숯불에 막 구워낸 바비큐, 이러한 음식을 좋아하시나요? 삶아서 조리한 음식보다는 고온, 고열에서 튀기거나 구운 방식으로 조리한 음식은 트랜스 지방이나 벤조피렌 같은 발암물질도 많이 생기지만, 당 독소도 많이 생성되므로 건강에 해롭습니다. 당 독소란 당과 단백질이 결합한 형태입니다. 당의 탄소(C), 수소(H), 산소(O)와 단백질의 아민기(NH2)가 결합해서 당화 단백질을 생성하므로, 당 독소가 많이 생긴다면 우리 몸을 구성하고 있는 단백질의 기능이 상실되어 버리는 것입니다. 적혈구에도 아민기가 있고 우리 몸을 잘 돌아가게 만드는 효소, 호르몬에도 모두 아민기가 붙어있습니다. 즉 당 독소가 생긴다면 우리 몸의 기능이 상당 부분 제대로 돌아갈 수 없다는 것을 알 수 있습니다. 심하게 표현한다면 우리 몸이 설탕물에 절여진다고나 할까요?

처음에 만들어진 당 독소(schiff base)는 가역적이라서 서로 결합했다가 다시 떨어지기도 합니다. 하지만 메틸글리옥살(MGO), 글리옥살(GO)과 결합하게 되면 비가역적이라서 처음으로 돌아가지 못합니다. 마치 계란 프라이를 하게 되면 달걀 흰자위가 다시 처음 상태인 액체 상태로 돌아가지 못하는 것과 같습니다. 이것을 비가역적인 결합이라고 합니다. 글리옥살, 메틸글리옥살은 크기가 작은 형태의 당 독소로서 온몸을 돌아다니면서 효소, 호르몬, 조직들과 결합해서 기능을 무력화시켜 버립니다.

당 독소는 최종적으로 AGEs(최종 당화산물)를 형성하게 되므로 세포의 기능을 상실하게 만드는데요, 세포조직을 딱딱하게 굳게 하며, 염증을 유발합니다. 그리고 산화적 스트레스를 유발하여 모든 조직의 노화를 가져옵니다. 만약 당 독소가 뇌에 생긴다면 기억력을 감퇴시키고 치매를 앞당길 수 있습니다.

혈액에 생긴 당 독소가 HbA1c인데요, 이 수치로 당화된 혈색소를 파악합니다. 적혈구는 4개월 주기로 교체가 되니 그리 큰 문제는 아니지만, 신장, 귀, 신경세포, 콜라겐, 안구 조직들은 당 독소에 아주 민감한 반응을 합니다. 이런 조직들은 워낙 정교하게 만들어져 있기에 작은 당 독소라도 들러붙는다면 그 기능이 굉장히 타격을 받게 되는 것입니다. 물론 혈액에도 당 독소가 생긴다면 혈액 본연의 임무인 산소공급을 제대로 못 하게 되니 몸의 기능이 많이 떨어질 것입니다. 일종의 산소 부족 상태가 되는 것입니다.

당화혈색소가 6에서 7~8로 올라가고, 9~10까지 올라간다면 혈액의 약 10%가 당화된 것이므로 산소공급 능력이 정상인의 10%가량 떨어지게 될 것입니다. 이런 점을 생각해 보면 당뇨가 심한 사람의 몸이 안 좋을 수밖에 없다는 것을 쉽게 짐작할 수 있습니다. 만병의 근원이 어쩌면 당 독소로부터 비롯된다고 생각될 정도입니다. 가능하면 굽고 튀긴 음식보다는 삶고 찐 음식을 먹는 게 좋을 것이고, 너무 달거나 자극적인 맛을 추구하지 말고 자연 그대로의 맛을 즐기는 게 좋습니다.

당뇨 합병증을 일으키는 두 가지 주요 원인으로 최종 당화산물 (AGEs)의 생성과 소르비톨의 농도가 높아지는 것을 꼽을 수 있습니다. 당뇨가 진행될수록 알도스 환원효소(Aldose reductase)에 의해서 폴리올 대사계(polyol pathway)로 진행되므로 소르비톨(sorbitol)의 농도가 높아집니다. 소르비톨은 수분을 끌어당기는 성질을 가지므로 삼투압이 높아지고 팽창해서 산화적 손상 과정을 통해서 백내장, 망막증, 신장병, 신경질환을 유발하게 됩니다. 중요한 조직들이 터지고 망가져 버리는 것입니다.

나이(AGE)가 들수록 당 독소(AGEs)가 생길 확률이 높은데요, 끈끈한 당 독소가 서서히 우리 몸을 당화시켜서 노화와 질병을 유발하게 되는 것입니다. 당 독소는 매력적이지만 치명적인 마타하리[32] 같습니다. 당 독소의 마수가 서서히 우리 몸에 뻗치면 나중에는 그 손아귀를 벗어나기 어렵다는 말입니다. 당 독소는 인체 내로 들어가서 염증 신호를 전달하는 매개체인 엔에프 카파비(NF-KB)를 발현시켜서 염증을 만들고, 산화적 스트레스를 유발하여서 신체에 손상을 일으킵니다.

당 독소가 체내에 축적되면 뇌는 알츠하이머에 노출되고, 심장 혈관이 막히기 쉽고, 관절은 닳아서 염증이 생기기 쉬워집니다. 폐는 섬유화될 수 있고, 간에는 지방이 차서 해독 능력이 떨어지게 됩니다. 신장은 필터 역할을 하는 능력이 점점 떨어지게 됩니다. 이같이 만성 대사성 질환 중에서 당뇨병이 가장 위험하고도 다루기 어려운 질병이라고 할 수 있겠지요.

당 독소를 억제하는 데 가장 효과적인 천연물은 폴리페놀, 커큐민, 레스베라트롤, 카테킨, 제니스테인, 루테인 등이 있는데요, 커큐

---

32 마타하리; 제1차 세계 대전중에 첩자 혐의로 처형된 네덜란드출신의 무용가인 마르하레타 헤이르트라위다 젤러

민은 커큐민-메틸글리옥살 부가물(curcumin-MGO adducts)을 형성함으로써 당 독소를 배출시키는 탁월한 물질이라고 알려져 있습니다.

당 독소보다 더 무서운 지질
독소 말론 디알데히드(MDA)

당 독성의 주범인 글리옥살, 메틸글리옥살은 분자 내에 카보닐(carbonyl C=O)기가 2개 있으므로 효소 사이에 상호 교차결합(cross-linking)을 유도해서 단백질을 무효화시킵니다. 이러한 구조는 크기가 작아서 온몸 구석구석 돌아다니면서 몸의 기능을 무력화시키는데요, 끈끈한 풀처럼 세포와 스치기만 해도 쩍쩍 붙어 버리는 마력을 가지므로 혈관 안의 무법자라고 할 수 있습니다.

메틸글리옥살은 당분이 가미된 음식을 고열로 조리할 때 잘 만들어지므로 이러한 음식을 먹으면 외부에서 유입될 수 있습니다. 예를 들어서 맛탕을 만들 때, 커피콩을 로스팅할 때도 만들어집니다. 신김치를 볶아서 볶음밥을 요리할 때도 설탕을 약간 쳐야 신맛이 적어지니 설탕이 들어가지만, 이걸 가열하는 과정에서 메틸글리옥살이 만들어집니다. 매실 엑스가 건강에 좋다고 하지만 사실 매실을 설탕에 버무려서 만들었으므로 음식 넣고 조리한다면, 역시 당 독소가 생길 수 있습니다. 맛있는 갈비를 양념할 때도 설탕이나 매실 엑스, 배즙 등을 넣으므로 갈비구이를 하면, 마찬가지로 당 독소가 생길 것입니다. 알게 모르게 이런 당 독소들이 만들어지는 조리법이 상당히 많은 것 같습니다. 물론 고혈당에 의해서 몸 내부에서도 당 독소가 만들어지지요.

단맛은 입안을 황홀하게 자극하지만, 그 결과는 이같이 끔찍하고도 씁쓸합니다. 나르시시스트 부류의 사람들은 처음에는 무척 매력적으로 보여도 나중에는 엄청난 해악을 주변 사람에게 끼치므로 차라리 안 만나는 게 상책이라고 하는데요, 내 혀에 달콤한 음식들은 어렸을 적부터 아예 입맛에 길들이지 않는 게 좋습니다. 10만큼 주었는데, 나중에 100배로 끔찍하게 되돌려줍니다. 하지만 설탕이나 액상과당이 안 들어간 음식이나 음료는 맛이 없다고 잘 안 먹는 젊은 세대의 입맛이 참 걱정스럽습니다. 커피에도 엄청나게 단맛이 나는 캐러멜을 듬뿍 쳐야 맛있다고 하더라고요.

그런데, 당뇨 환자 합병증의 주원인인 최종 당화산물을 만드는 당 독소가 아미노산뿐만 아니라 지방하고도 결합한다는 사실을 아시는지요? 혈당이 높으면 혈액 속의 적혈구를 당화시켜서 당화혈색소

(HbA1c)도 증가시키지만, 혈액 속의 LDL과 HDL도 당화시키게 됩니다. 저밀도 콜레스테롤(LDL)과 고밀도 콜레스테롤(HDL)은 아포단백질(ApoB)로 감겨 있는데요, 당 성분이 아포 B 단백질에 붙은 아미노산 잔기인 아르기닌, 라이신과 결합해서 최종 당화산물(AGEs)을 만들게 됩니다. 콜레스테롤은 우리 몸의 세포막, 근육, 두뇌, 호르몬 등의 구성 성분입니다. 만약 콜레스테롤을 싣고 다니는 수송체인 LDL과 HDL이 당화된다면 우리 몸의 기능이 제대로 돌아갈 리가 없습니다. 당화된 LDL과 HDL은 혈관의 내피세포에도 영향을 주게 됩니다.

적혈구의 당화는 적혈구 내의 혈색소 부분의 당화를 의미하기 때문에 혈관 내피세포에 영향을 주지 않습니다. 하지만 LDL이나 HDL의 당화는 혈관 내피세포에 영향을 주어서 혈관을 확장하는 산화질소(NO)를 줄이고, 혈전 용해 능력을 낮추게 합니다. 또 내피세포의 염증을 높이고, 내피세포 사이의 투과도를 높여 내피세포의 사멸을 촉진 시킵니다. 현재 당뇨병이 아니더라도 당 독소가 혈관을 이렇게 망가뜨리니 나중에는 고혈압, 당뇨, 고지혈증 모두 다 유발하게 될 것입니다.

지질 독성을 최종 지질화산물(ALEs)[33]이라 합니다. 지질 독성을 만들어 단백질로 구성된 효소의 작용을 무효화시키는 주요 물질은 말론 디알데히드(MDA)입니다. 말론 디알데히드(MDA)는 세포막에 있는 불포화지방산이 활성산소에 의해 손상되거나, 불포화지방을 고열로 조리해서 먹게 되면 생길 수 있습니다. MDA는 알츠하이머 치매, 죽상 동맥경화, 뇌졸중을 유발할 수 있는 물질입니다. 분자 내에 카보닐기가 2개나 있으므로 효소 사이에 상호교차결합을 유도해 단백질을 무력화하는 무시무시한 독소입니다. 단백질과 들러붙는 집게발인 카보닐기가 두 개나 있으니 너무 철석같이 붙어 버리는 것입니다.

그러니 오래된 기름을 먹는다든지 올리브유와 같은 발연점이 낮은 기름을 고온에서 조리한다든지 하면 MDA가 생길 확률이 높아집니다. 미역국을 끓일 때 발연점이 낮은 참기름에 고기를 볶다가 물과 미역을 넣고 끓이지 말고, 다싯물을 잘 우려낸 후 물과 미역을 넣고 끓이는 방법이 MDA가 생기지 않게 하는 요령입니다. 즉 발연점이 낮은 불포화지방산인 올리브유, 참기름, 들기름은 불에 가열하지 말고 드레싱용으로 사용하는 게 좋습니다.

흔히 저승꽃이라고 하는 검버섯도 바로 MDA 때문에 생기는 거랍니다. 노인들은 얼굴이나 손, 팔 등에 검버섯이 많이 생기는데요,

---

33 최종지질화 산물(ALEs)= Advanced Lipotoxicity Endproducts

단순히 노화돼서 생기는 것이 아니라 지질 독소가 세포에 침착돼서 기능이 망가진 세포라고 할 수 있습니다. 이런 저승꽃이 많이 피어날수록 어쩔 수 없이 저승과 가까워질 것입니다.

만약 이러한 지질 독소가 피부뿐만 아니라 심장이나, 간, 췌장 등에 침착된다면 그만큼 그 조직의 기능이 떨어질 것입니다. 겉에 드러난 검버섯이 보기 싫다고 박피나 레이저 시술을 받을 수도 있겠지만, 사실 더 시급한 것은 내장에 침착된 지질 독소라고 할 수 있습니다. 이것은 피부과 시술로 되는 것이 아니고 지질 독소가 생성되는 것을 방지하는 식습관이 중요할 것입니다. 나의 내장에 MDA가 침착되어 있다는 생각을 해보면 솔직히 소름이 돋습니다. 건강 장수하려면 내 몸을 망가뜨리는 당 독소(AGEs), 지질 독소(ALEs)가 안 생기게 하는 것이 중요합니다. 도둑이 우리 집에 못 들어오게 잘 지켜야 하지만, 그보다 내 몸을 갉아 먹는 당 독소와 지질 독소라는 도둑이 내 몸의 건강을 빼앗아 가지 못하게 지키는 것이 훨씬 더 중요하지요.

당화혈색소(HbA1c)란
무엇인가?

병원에서 당화혈색소를 검사해서 당뇨 상태를 가늠하고, 당뇨약을 조절합니다. 당화혈색소를 파악하는 원리를 알아봅시다. 당뇨 환자의 혈액 속에는 끈끈한 당 성분이 정상인에 비해 많으므로 당분과 적혈구 속 헤모글로빈이 결합을 잘하게 됩니다. 적혈구의 수명이 약 120일 정도 되는데, 당화혈색소를 검사해 보면 최근 3~4개월간에 혈액이 당화된 정도를 파악할 수 있습니다.

당화혈색소는 HbA1c를 주로 말하는데요, 사실 당화된 혈액에는 HbA1a, HbA1b, HbA1c 이렇게 여러 가지가 있답니다. a,b,c 의 의미를 설명하자면 혈액을 크로마토그래피로 분리할 때, 당화가 전혀 안 된 혈액을 HbA1o라고 부릅니다. HbA1a는 제일 먼저 용출된 당 독소이므로 a, HbA1c는 세 번째로 용출된 당 독소이므로 c

라고 부르는 것인데요, 당화된 정도가 가장 많은 HbA1c를 측정해서 당뇨 상태를 가늠하는 것입니다.

HbA1a는 과당과 당화된 혈액을 나타내고, HbA1c는 포도당과 당화된 혈액을 나타냅니다. 사실 HbA1c보다 더 우리 몸에 해로운 당 독소는 HbA1a, 즉 과당과 결합 된 헤모글로빈이라고 할 수 있습니다. 만약 평소에 과당이 들어있는 음식을 많이 먹는 사람은 혈액을 검사하여도 HbA1a는 검사 수치에 반영이 안 되므로 과당 때문에 당 독소가 높아진 정도는 혈액검사에 나타나지 않는다고 할 수 있습니다.

한 가지 더 당화혈색소 수치의 맹점을 말해본다면 만약 용혈성빈혈 등 적혈구의 수명이 120일이 안 되는 사람의 당화혈색소는 실제로 당화된 정도보다 적게 나올 가능성이 클 것입니다. 그러니까 HbA1c 수치가 당뇨 환자의 혈액이 당화된 정도를 모두 반영해 주지 않는 것입니다. 액상과당이 함유된 식품을 많이 먹는 사람은 당화혈색소보다 더 많은 당 독소를 가지고 있을 가능성이 큰 것이지요. 당 독소가 생기는 과정은 단백질의 아민기(NH2)와와 당의 열린 고리(ring이 open된) 형태가 반응해서 가변적인 당 독소(Shiff base)를 만드는 것이기 때문에 당 독소는 혈중 포도당 보다 과당이 더 쉽게 만들어집니다.

정상인의 당화혈색소는 5.7% 이하이고, 5.8~6.4%이면 당뇨 전 단계이고, 6.5% 이상이면 당뇨 환자로 판정합니다. 그런데 당뇨를 앓은 지 수년이 지나면 당화혈색소가 7% 이상 되는 환자들도 허다합니다. 당화혈색소가 1% 정도 증가하면 대개 혈당 수치가 30 정도 증가하는 경향이 있습니다. 생활 습관을 조절했을 경우 당화혈색소를 1~1.5% 정도 조절할 수 있다고 합니다. 건강의 기본이 혈액인데요, 당화되어서 7% 정도나 그 기능을 잃는다면 건강할 리 없겠지요. 이같이 당화혈색소의 의미는 당분과 결합해서 그 기능을 상실한 혈액의 정도를 백분율로 표시한 수치입니다.

췌장의 베타세포에서
인슐린이 만들어지는 기전

몸의 조직에 따라서 세포 안으로 포도당이 들어가는 통로가 각각 다르다고 앞에서 설명했는데요, 췌장의 베타세포막에는 GLUT2 통로가 있습니다. GLUT2는 인슐린 비의존성 수송통로라서 혈액의 당 농도에 따라서 자유롭게 당이 세포 내로 유입될 수 있습니다.

혈당이 올라가면 췌장의 세포 속으로 들어온 당은 에너지를 만들게 되므로 세포 내의 ATP 농도가 올라갑니다. 세포 내의 ATP 농도가 높아지면 칼륨 통로(ATP-gated K+ channel)를 억제하기 때문에 세포 내의 칼륨(K+)이 세포 밖으로 나가지 못합니다. 이것은 탈 분극(depolarization)상태, 즉 이온화가 되지 않고 칼륨이 분자 형태로 존재하는 상태로, 칼륨 채널이 닫힌 상태입니다.

혈당이 높아서 칼륨 채널이 닫히면 전압개폐 칼슘 통로(Voltage-dependent Ca2+ channel)가 열리면서 세포 내로 칼슘이 유입됩니다. 칼슘은 신경을 흥분시키는 작용을 하므로 췌장의 베타세포에서 인슐린 과립(granules)들이 터져 나오면서 인슐린이 분비됩니다. 높은 당을 세포 내로 받아들여야 하기 때문이지요.

반대로 췌장의 베타세포에 포도당 농도가 낮아지면 베타세포 내 ATP가 낮아져서 세포 밖에는 칼륨이온(K+)이 고농도로 존재하고, 세포 내에는 음이온 단백질로 인해 음전하를 띄기 때문에 과분극(hyperpolarization)상태에 있게 됩니다. 그러면 칼륨 채널이 열리게 됩니다. 이런 상태에서는 칼슘(Ca2+)이온이 나오지 않으므로 인슐린 분비가 촉진되지 않습니다.

정리를 해보면 혈중 포도당 농도가 낮을 때에는 칼륨(K+) 채널이 열리고, 칼슘(Ca2+) 분비는 안 되므로 인슐린도 안 나오는 것이고, 혈중 포도당 농도가 높아지면 칼륨(K+) 채널이 닫히게 되고, 칼슘(Ca2+)이 나와서 인슐린 분비를 촉진하게 되는 것이지요. 잘 이해가 안 되면 억지로 머리 쥐어짜지 마시고 '아 그런 게 있나 보다' 하고 넘어가시면 됩니다. 이 어려운 설명을 왜 하냐면 다음에 나오는 당뇨약 기전을 설명하기 위해서랍니다.

그럼 2형 당뇨인에게 처방하는 설포닐우레아(sulfonylurea) 계열의 당뇨약이 작용하는 메커니즘을 살펴봅시다.

설포닐우레아 계열의 당뇨약은 칼륨 채널을 강제로 닫아버려서 췌장 세포가 고혈당 상태에 있는 것으로 착각하게 하는 약물이랍니다. 그래서 인슐린 분비를 유도하는 것입니다. 이렇게 인위적으로 세포 안, 밖의 칼륨, 칼슘의 농도를 조절하다 보니, 너무 인슐린 분

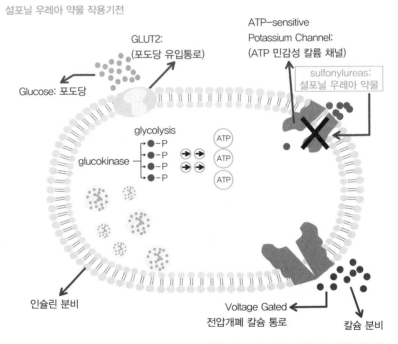

설포닐 우레아 약물 작용기전

GLUT2: (포도당 유입통로)

ATP-sensitive Potassium Channel: (ATP 민감성 칼륨 채널)

Glucose: 포도당

sulfonylureas: 설포닐 우레아 약물

glycolysis

glucokinase

ATP

ATP

ATP

인슐린 분비

Voltage Gated 전압개폐 칼슘 통로

칼슘 분비

출처 : Horm Metab Res. 1996 Sep;28(9):456-63

비가 많아져서 저혈당을 유발할 수 있고, 고인슐린은 에너지를 너무 많이 저장하게 되므로 체중 증가가 일어날 수 있으며, 설사, 변비 등도 일으킬 수 있습니다.

그런데 이러한 부작용보다 더 치명적인 것은 이 약물이 베타세포를 계속 고혈당 상태로 인식하게 함으로써 세포 내에 산화적 스트레스를 증가시키고, 베타세포의 세포자살을 유도할 수 있다는 점입니다. 베타세포가 강제적으로 인슐린 분비를 하다 보니 지쳐서 그 기능을 아예 못하게 되는 것이지요.

설포닐우레아 계열의 당뇨약은 췌장 베타세포를 쥐어짜서 단기간 인슐린 분비를 촉진하는 듯하지만, 장기간 투여하면 췌장 베타세포의 손상을 촉진 시킨다는 점을 생각해야 할 것입니다. 고무줄도 계속 잡아당기다 보면 탄력성을 잃어버리고 나중에는 끊어지는 것과 마찬가지입니다. 이렇게 현대 의학은 어느 정도 질병의 증상을 가라앉혀 주지만, 췌장의 기능을 살리는 근본적인 대책이 아니라고 할 수 있습니다. 혈당을 인위적으로 조절하다 보니 어쩔 수 없이 부작용이 따라오게 되어있고, 이것이 전문약의 현실이고 한계입니다.

지방을 가두는
능력이 중요하다.

　지방이 체내에 축적되어있는 상태로만 존재하고, 혈액으로 흘러
나오지 않는다면 꼭 나쁜 것은 아닙니다. 그런데 지방(TG)이 어떤
형태로든지 저장되어 있다가 혈액으로 흘러나온다면 지방산(fatty
acid)의 형태가 됩니다. 혈액으로 흘러나온 지방산은 혈액 내에 있
는 알부민과 결합해서 존재하기도 하고, 혈중에 자유롭게 돌아다니
기도 합니다. 이 지방산을 유리지방산(Free Fatty Acid)이라고 합니
다. 문제는 유리지방산이라고 할 수 있습니다.

　동일 지방량을 체내에 가지고 있더라도 한국인의 비만이 미국인
의 비만보다 건강에 더 나쁘게 작용한다고 하는데요, 한국인은 지방
을 지방 조직 내에 보관하는 능력이 떨어져 혈중으로 잘 방출한다
고 합니다. 랜들 가설[34]에 따르면 혈중으로 방출된 유리지방산은 포

도당과 에너지원을 두고서 서로 경쟁하게 되는데요, 포도당보다 지방이 에너지원에서 더 우위를 차지하게 됩니다. 혈중 유리지방산이 높을수록 근육, 심장 등 세포나 조직이 포도당보다 유리지방산을 활용할 확률이 높아질 것입니다. 결과적으로 혈액에 포도당이 증가하게 되고, 자연히 인슐린도 증가해서 당뇨나 비만이 오기 쉬워집니다.

지방을 세포 속에서 저장하는 방식이 장기에 따라서 좀 다릅니다. 피하 지방과 내장 지방은 세포 내에서 지방을 보관하는 주머니가 따로 있습니다. 지방을 보관하는 주머니 안에 지방이 있으면 그렇게 해롭지는 않은 것입니다. 유리지방산이 혈액 중에 용출되는 것이 아니니까요. 예를 들어서 강도가 자기 집안에 틀어박혀서 안 나오면 문제가 될 게 없지만, 이 강도가 밖에 나와서 시민들을 해친다면 비로소 문제가 생기는 것과 비슷합니다. 주머니 안에 보관된 지방은 큰 문제를 일으키지 않고, 혈중에 돌아다니는 유리지방산이 문제가 되는 것입니다. 단 피하 지방은 지방을 보관하는 주머니가 아주 작아서 많이 보관할 수는 없습니다.

---

34 랜들 가설: 필립 랜들(Philip Randle)박사가 포도당-지방회로(랜들 회로 Randle cycle)를 1963년에 처음 설명함, 저장 지방에서 나온 유리지방산과 혈액의 포도당이 우리 몸속에서 연료원이 되기 위해 서로 경쟁한다는 가설

만약 내장 지방이 혈중에 쉽게 뿜어져 나오게 된다면 혈관에 매우 나쁜 독으로 작용할 것입니다. 허리둘레 크기가 그 사람의 건강 상태를 측정하는 척도가 된다는 말이 있습니다. 뱃살이 나오는 사람은 유리지방산이 많아져서 혈관질환이 생길 가능성이 그만큼 크다는 말이지요. 복부비만은 보기에도 안 좋지만, 그 내장 지방 자체가 혈관의 독이고 인체의 시한폭탄이라고 할 수 있습니다. 임신한 여성보다 더 대단한 복부 비만인 남성분들은 야식, 음주 자제가 필요할 것입니다. 때론 정상 체중의 두 세배의 지방을 지니고 다니는 여성분들도 외모보다 건강이 너무 위험하다는 점 잘 아실 겁니다.

그런데요, 간세포 내에는 지방을 저장하는 주머니가 아예 없습니다. 그냥 세포질 속에 지방이 둥둥 떠다니는 것입니다. 이렇게 세포질 속에 둥둥 떠다니는 지방은 염증을 잘 일으키게 됩니다. 그래서 이소성 지방이 건강에 매우 해로운 것입니다. 지방이 없어야 할 곳에 생기는 이소성 지방은 신체 내 치명적인 이물질로 간염, 심근염, 췌장염 등을 일으키기 쉽다는 것을 명심해야 합니다.

유리지방산은 포도당과의 경쟁에서 포도당보다 우위를 차지하므로 포도당보다 지방산이 먼저 사용됩니다. 칼로리 면에서도 지방이 탄수화물보다 높은 열량을 만들어 냅니다. 그러면 포도당은 세포로 들어가지 못하고 혈중에 많이 존재하면서 고혈당의 원인이 되어서 수많은 당 독소를 만들어 낼 것입니다. 즉 유리지방산이 많으면 당뇨병이 될 확률이 높아지는 것입니다.

지방이 몸 안에 쌓이는 순서는 피하 지방, 내장 지방, 마지막으로 이소성 지방 순입니다. 지방이 몸에 필요한 순서로 쌓이는 것 같습니다. 하지만 지방이 몸에서 분해되는 순서는 역순입니다. 이소성 지방이 가장 먼저 빠집니다. 만약 식사량을 줄이기만 한다면 이소성 지방을 빼기 쉬운 것입니다. 이렇게 필요 없는 지방부터 먼저 빠지니 불행 중 다행입니다. 그러니 식사량을 줄여서 이소성 지방부터 제거하는 건강 프로젝트에 참여할 필요가 있습니다.

당신생 과정(gluconeogenesis)은 공복시에 혈당을 유지하기 위한 인체의 몸부림이라고 봐야 합니다. 에너지가 부족하니 인체에 저장된 탄수화물, 지방, 단백질을 분해하여서 에너지를 만들어 내는 과정입니다. 현찰이 부족해지면 어쩔 수 없이 통장에서 찾아 쓰는 것처럼 저장된 글리코겐으로 포도당을 만들어서 사용하게 됩니다.

이소성 지방인 지방간은 간염뿐만 아니고 많은 유리 지방이 혈액 속에 흘러가게 되므로, 이 지방을 재료로 하여 당신생 과정을 일으켜서 공복혈당을 높이게 됩니다. 그러므로 공복혈당이 잘 안 떨어지는 사람은 지방간 문제를 해결하면 혈당이 잡히기 시작합니다. 그래서 공복 혈당을 내인성 당, 간성당(肝性糖)이라고 부르는 것입니다. 공복혈당을 조절하려면 지방간이 끼지 않게 야식이나 음주부터 절제하는 게 필요합니다.

특히 액상과당은 지방간에 안 좋은데요, 포도당은 근육 속에 GLUT4 관문으로 들어가서 근육의 활동 에너지를 공급해 주지만, 과당은 GLUT4 관문으로 못 들어가니 근육의 활동 에너지로 쓰이지도 못합니다. 포도당 친화성은 GLUT3(뇌) 〉 GLUT4(근육, 지방) 〉 GLUT2(간, 췌장) 순입니다. 이렇게 과당은 뇌나 근육에 친화성이 떨어지는 당이고, 에너지 대사를 직접 하지 못하는 당입니다. 대신 GLUT2 관문으로 들어가서 지방간이 되어버리기 쉽지요. 게다가 간과 지방은 포도당보다 지방을 쓰기가 더 쉽다고 합니다. 지방과 친화성이 높다는 것이지요. 계속 액상과당이 함유된 음식을 즐겨 먹는다면 지방간과 내장 지방은 따놓은 당상이고, 공복혈당의 원인이 됩니다.

내 혀가 좋아하는 본능에 충실하다 보면, 이렇게 지방은 별 노력 없이 금세 찌게 되지만, 쌓인 지방을 줄이기 위해서는 각별한 노력이 필요합니다. 맛에 대한 유혹을 뿌리쳐서 탄수화물 양을 줄이고, 채소를 먹는 습관을 들이고, 적당한 단백질 섭취와 더불어 운동까지 겸하면 지방이 서서히 빠질 것입니다. 특히 야식을 금하는 게 좋겠지요. 다행히 체중감량에 성공하여서 지방간이 사라진다면 공복 혈당은 자연스럽게 떨어질 것입니다.

스트레스를 받으면
왜 혈당이 올라갈까?

드라마를 보면 뭔가 충격을 받은 회장님이 목 뒤쪽을 움켜잡으면서 "아이고 머리야 ~"하면서 쓰러지는 장면이 자주 등장합니다. 스트레스에 의해서 교감신경이 흥분되면 노르에피네프린과 에피네프린이 분비되어서 교감신경 수용체인 알파 1 수용체를 자극해 혈관을 수축시키고, 베타 1 수용체를 자극해 심장을 수축시켜 혈압이 올라가게 됩니다. 혈당이 오르는 것도 교감신경의 과 항진과 관련이 있습니다. 체중이 좀 나가더라도 스트레스를 많이 안 받는 사람은 교감신경이 흥분상태로 지속하지 않기에 혈당이 높아지지는 않습니다.

스트레스를 받아서 교감신경이 과 항진되면 폐의 혈관은 이완되고, 위장관은 소화 기능이 떨어지고 방광은 이완되고 자궁은 수축합니다. 그리고 간에서는 포도당 방출량을 증가시킵니다. 스트레스에 대응하기 위해서 숨을 크게 들이쉬려면 폐가 이완되어야 하고, 온몸에 혈액을 공급하기 위해서 심장이 펌프질을 잘하려면 심장혈관을 수축시켜서 맥박수를 높여야 할 것입니다. 먹는 건 급할 때는 참아야 하니 소화 기능은 떨어질 것이고, 소변도 참아야 하니 방광 근육은 이완되어서 더 많은 소변을 담아야 하고, 성 기능은 위급상황이니 억제해야 하므로 자궁은 수축할 것입니다.

스트레스 상황에서는 간세포에 있는 교감신경 수용체인 베타 2 수용체가 자극되어서 당 분해가 촉진됩니다. 우리 몸은 위기 상황에서 살아남기 위해서 가장 적합한 반응을 합니다. 스트레스 상황에서는 간에 당을 글리코겐으로 저장할 때가 아니고, 있는 당을 꺼내어 쓸 때이지요. 아들이 사고를 치고 오는 비상 상황에서는 부모님 통장에 돈을 저축할 여력이 없어집니다. 오히려 은행에서 돈을 찾아써야 하겠지요. 결국, 저장된 당을 분해해서 포도당이라는 돈을 꺼내쓰게 되는 것입니다. 그러니 스트레스를 받게 되면 혈당이 올라가게 되는 것입니다. 스트레스를 안 받아야 혈당을 낮출 수가 있습니다. 스트레스가 당뇨병의 최대 원인 중 하나라고 할 수 있습니다.

하지만 살아가는 삶 자체가 스트레스이니 스트레스가 없는 사람은 아무도 없습니다. 암에 걸린 분들이 왜 자신이 암에 걸렸는가 되돌아보면, 나 자신을 챙기기보다 가족이나 타인을 위해서 애를 쓰다 보니 자신을 소홀하게 관리한 면이 많았다고 합니다. 신경 쓰고 악을 쓴다고 문제가 해결되지는 않는 것 같습니다. 더군다나 원인이 상대방에게 있는 경우 아무리 가까운 가족일지라도 내 맘대로 되지는 않습니다. 건강해지려면 적당한 선에서 포기하고 만족하는 태도가 필요한 것 같습니다. 대신 같은 상황에서도 불평보다는 오히려 감사의 조건을 찾아보면 스트레스를 극복하게 되고, 건강에도 무리를 안 주게 될 것입니다.

영양소로서 스트레스를 극복하는 데 도움을 주는 것으로, 홍경천 제제, 미네랄제제, 녹차 속의 테아닌, 부신 피로증후군 영양제 등이 있습니다. 한방 처방으로는 천왕보심단이 큰 부작용 없이 마음을 안정시키는 좋은 처방이라고 생각합니다.

고지혈증 유전자와
당뇨 유전자가 있다?

인종마다 취약한 질병이 있습니다. 그 인종의 유전자와 관계가 있
는 것인데요, 심장병은 백인들이 더 취약하고, 당뇨병은 아시아 사
람들이 더 취약합니다. 왜 그런지 알아봅시다.

'피파(PPAR) 유전자'라는 것이 있습니다. 피파 알파 유전자는 공
복시에 활성화가 되는데요, 유리지방산을 억제하므로 혈관질환을
예방합니다. 올리브유 속에 많이 함유된 오메가-9은 피파 알파 유
전자를 활성화해서 콜레스테롤을 내려주는 데 도움이 됩니다.

백인들은 피파 알파 유전자 중 메이저 유전자인 류(Leu) 유전자를
가진 사람이 약 94% 정도 되고, 마이너 유전자인 발(Val) 유전자는
약 6~7% 정도의 사람들이 보유하고 있습니다. 대신 아시안은 피파

알파 유전자 중 마이너 유전자를 보유한 사람들이 약 5% 정도 됩니다. 혈관질환에 취약한 발(Val) 유전자의 비율이 아시안보다 백인들이 더 많으므로 백인들이 심장병에 더 취약하다고 할 수 있습니다. 미국에서는 얼굴이 유달리 시뻘건 사람들은 취직이 잘 안 되는 경향이 있습니다. 그런 사람들은 심장병에 걸릴 확률이 높다고 판단하기 때문입니다.

반면 피파 감마 유전자는 절약 유전자라고 할 수 있습니다. 에너지를 절약하여서 체내에 저장하는 유전자입니다. 먹는 대로 절약하여서 살이 찌는 유전자라고 할 수 있는데요, 피파 감마 유전자 중 메이저 유전자인 프로(Pro) 유전자를 가진 사람은 비만과 당뇨병에 걸리기 쉬운데, 약 96~97% 정도 됩니다.

반면 마이너 유전자인 알라(Ala) 유전자를 가진 사람은 약 3~4% 정도 됩니다. 대부분은 먹으면 저장되어서 살이 찌기 쉽지만, 알라(Ala) 유전자를 가진 사람은 많이 먹어도 살이 잘 찌지 않는 사람들입니다. 이른바 헤픈 유전자라고 할 수 있는데, 매우 부러운 사람들이지요. 여러분의 지인 중에서도 아마 이런 사람들이 더러 있을 겁니다.

그런데 피파 감마 유전자 중 축복받은 알라(Ala) 유전자를 가진 비율이 백인들은 약 7~17% 정도 되고, 아시안은 약 3~4% 정도 됩니다. 이런 영향으로 백인들은 당뇨병에 덜 걸리고, 아시안들은 당뇨병에 더 잘 걸릴 수가 있습니다. 피파 감마 유전자를 활성화하여서 인슐린 수용체를 자극하는 약으로 피오글리타존 성분의 당뇨약(엑토스, 피오나, 피어리존 등)이 처방되고 있습니다.

1,900년도 전후인 구한말 각 동네에 방(訪)이 붙었는데요, 하와이 사탕수수 농장으로 시집가는 처자들에게 쌀 한 섬씩 준다는 내용이었습니다. 당시 보릿고개에 허덕이던 조선에서 쌀 한 섬은 엄청난 양이므로 심청이 같이 가족을 살리기로 마음먹은 아리따운 처자들이 머나먼 이국땅으로 배를 타고 건너갔습니다. 도착해 보니 기다리던 총각들은 아버지뻘인 40~50대 남성들이었다고 합니다. 요즈음 우리나라로 시집오는 동남아 여성들과 입장이 비슷한 것이지요.

거기서 생활력 강한 우리나라 여성들이 2세를 낳았는데, 2세들이 당뇨병에 많이 걸렸다고 합니다. 우리나라에서 기아에 허덕일 때는 피파 감마 유전자 중 프로(Pro) 유전자가 잘 발현이 안 되다가, 하와이에서 잘 먹다 보니 프로(Pro) 유전자가 발현되어서 당뇨병에 걸렸다는 것이지요. 당시에 이민 간 우리나라 사람들은 하와이뿐 아니라 LA 등지에서 정착에 성공하여 그 지역의 주류를 이루고 있습니다. 전 세계에 두루 흩어져서 어디서나 그 지역의 주류가 되는 한국인의

DNA는 참 대단합니다.

이같이 우리나라 사람들은 고기 종류는 많이 먹더라도 고지혈증에는 좀 덜 걸리고, 탄수화물을 약간만 더 먹으면 당뇨병과 비만에는 취약한 유전자를 가지고 있으므로 조심하는 게 낫다는 이야기였습니다.

당뇨와 비만의 근원적인 문제는
미토콘드리아 손상

몸의 가장 작은 단위인 세포에 타격을 주는 활성산소(ROS)는 어디서 만들어질까요? 포도당이나 지방 등의 에너지원에 있는 탄소는 체내에서 이산화탄소(CO_2)로 바뀌면서 전자를 미토콘드리아 내의 전자 전달계로 전달해 주는 과정에서 ATP를 만들고, 마지막에 전자는 산소와 결합해서 물이 되어 배출됩니다. 이 과정에서 두 개의 전자를 받은 산소는 물이 되지만, 한 개의 전자를 받은 산소는 활성산소가 되는 것입니다.

활성산소가 유익한 점도 있습니다. 다 사용된 후 사멸된 세포를 청소하는 역할도 하고 일부 외부의 세균이나 바이러스 등 이물질을 공격하기도 합니다. 하지만 활성산소는 대부분 인체에 부정적인 영향을 끼칩니다. 이것을 산화적 스트레스(oxidative stress)라고 합니다. 활성산소가 정상 세포를 공격해서 세포의 기능을 망가뜨린다는 것이지요. 활성산소는 세포의 노화와 질병을 일으키는 주범으로 지목되고 있습니다. 외부에서 계속 스트레스를 받는다면 역시 다량의 활성산소가 발생하여서 우리의 몸과 마음에 타격을 주겠지요. 만약 인간이 활성산소에 노출되지 않는다면 무병장수할지 모르겠습니다.

세포 내에 있는 1,000~10,000개의 미토콘드리아 중, 미토콘드리아를 많이 가지고 있는 세포가 활성산소에 더 많이 노출될 것입니다. 대사가 활발한 세포일수록 미토콘드리아가 많고, 대사가 더딘 세포일수록 미토콘드리아 숫자가 적은데요, 대사가 더딘 세포에는 미토콘드리아 숫자가 적어지더라도 병이 되지는 않지만, 대사가 활발한 세포에 미토콘드리아 숫자가 적어지면 병이 됩니다.

많은 양의 제품을 생산하는 기계설비에는 더 많은 연료를 주입해주어야 돌아가는 것이고, 덩달아서 그 부산물인 매연도 더 많이 발생 됩니다. 뇌, 심장, 간, 신장, 눈, 신경, 근육, 귀, 췌장 등은 정밀하고 중요한 기관입니다. 중요한 역할을 하는 공장 설비는 최첨단 기계로 돌려야 제품 생산이 원활하듯이 우리 인체에도 중요한 기관들의 미토콘드리아 수행 능력이 아주 중요합니다. 여러 가지 질병들은 알고 보면 세포 내 미토콘드리아 기능이 제대로 돌아가진 않는 데서 생긴다고 할 수 있을 것입니다.

이런 기관에 미토콘드리아가 제대로 활동을 안 하게 된다면 뇌에는 발달장애, 치매, 발작, 두통, 뇌졸중이 잘 생기게 될 것입니다. 근육에서는 근육 약화나 근육통이 잘 생기게 되고, 신장에는 단백질 재흡수 장애나, 마그네슘, 인, 칼슘 등의 전해질 재흡수 장애가 생길 수 있습니다. 심장에는 심전도 이상이, 간에는 해독 기능 저하가 올 수 있고, 눈에는 시력 저하가 생길 수 있습니다. 귀에는 청력 저하, 췌장에는 인슐린 분비 장애가 올 수 있습니다. 즉 전반적인 신체장애가 따라오게 됩니다.

식후에는 포도당을 사용해야 하고, 공복에는 지방산을 사용하는 게 일반적인 대사인데요, 이렇게 포도당, 지방 대사가 둘 다 원활하게 잘되는 상태를 대사적으로 원활한 상태(metabolic flexible)에 있다고 말하고, 포도당, 지방 대사를 둘 다 원활하게 하지 못하는 상태를 대사적으로 기능부전 상태(metabolic inflexible)에 있다고 말합니다.

고혈당, 고지방에 노출되면 미토콘드리아 기능이 손상되어서 대사적으로 기능부전 상태가 되며, 고지방에 노출되면 활성산소가 더 많이 발생합니다. 마치 불순물이 많은 기름을 차에 넣고 달리면 매연이 많이 배출되면서 차의 동력이 현저하게 떨어지는 것과 비슷합니다. 차에 좋은 기름을 주유해야 하듯이, 인체에도 가능하면 저탄수화물과 저지방 음식 섭취가 미토콘드리아에 무리를 주지 않을 것입니다. 그래서 장기간의 저탄고지 다이어트도 좋지 않은 것이라고 할 수 있습니다. 비만하면 외모도 보기 안 좋지만, 다량의 활성산소에 노출되는 것이므로 세포와 조직이 그을림에 그슬리듯이 염증을 유발할 가능성이 큰 것입니다. 과다한 비만은 노화와 질병의 지름길입니다.

정리하면 인슐린 저항성이 유발되는 세포 단위의 두 가지 문제점은 인슐린 수용체 기질인 IRS-1의 세린 인산화와 미토콘드리아의 기능 이상입니다. 인슐린 저항성이나 당뇨가 있는 사람들에게 미토콘드리아의 기능을 회복하는 데 필요한 영양소는 비타민 B1, 2, 3, 5, 마그네슘(Macro Mineral), 크롬, 아연, 망간등의 미량 미네랄(Trace Mineral), 항산화제, 나노 커큐민, 바나바 속에 함유된 코로솔산, 여주 속에 함유된 카란틴, 가르시니아 캄보지아 속에 함유된 HCA 등입니다.

당뇨와 호모시스테인

혈압이나 당뇨병 조절이 잘 안 되거나, 혈관질환이 문제라면 호모시스테인 수치를 한번 검사해 볼 필요가 있습니다. 메티오닌이 호모시스테인이 되고, 호모시스테인은 시스테인이 됩니다. 시스테인은 항산화 물질인 글루타치온이 되지요. 호모시스테인은 대사 과정에서 반드시 생기는 물질이지만, 그 수준이 너무 올라가면 건강에 문제를 일으키게 됩니다. 보통 호모시스테인의 정상 수치는 5~10 정도인데요, 9 이하로 낮추는 것이 좋습니다. 호모시스테인 수치가 5 정도 상승한다면 콜레스테롤 수치 20이 상승하는 것과 맞먹을 정도로 혈관 건강에 안 좋습니다. 만약 호모시스테인의 수치가 14라면 총콜레스테롤의 수치가 220인 것처럼 위험하고, LDL 수치가 150 이상인 것처럼 위험한 것입니다.

호모시스테인의 수준이 15 이상으로 올라가면 독성 아미노산이 됩니다. 심혈관 질환, 치매, 불임증 등 여러 가지 질환의 원인이 될 수 있습니다. 혈관을 망치는 주요 원인으로 고혈압, 고혈당, 이상지혈증, 흡연, 비만 등이 있지만, 호모시스테인 수치가 높다면, 이러한 다섯 가지 인자와는 독립적인 원인으로 혈관을 망치는 주범 중 한 가지가 됩니다.

그런데 당뇨 수치가 높은 사람은 호모시스테인 수치가 50~100까지도 치솟을 수 있습니다. 안 그래도 혈당이 높으면 끈끈한 당 독소가 몸 구석구석 침착되어서 합병증을 만들기 쉬운데요, 엎친 데 덮친 격으로 호모시스테인 수치까지 높다고 한다면 혈관질환이 생길 확률이 매우 높아집니다.

혈중 호모시스테인 농도가 15μm/L 이상이면 심혈관 질환 (심장마비), 뇌 신경질환 (치매, 파킨슨), 감각기관 (시력 저하, 청력 저하) 이상, 난소 기능 저하, 내분비 기능 저하 (당뇨), 근골격계 이상, 콩팥 기능 저하가 생길 가능성이 커진다고 합니다.

호모시스테인의 수치가 갑자기 치솟는 이유를 생각해 본다면 당뇨약의 드럭 머거[35](drug mugger)로 작용해서 그럴 수 있습니다. 흔히 쓰는 당뇨약인 메트포르민은 비타민 B12의 고갈을 유발합니다. 또 다른 원인으로 유전자의 변이를 생각해 볼 필요가 있습니다. 합성 엽산을 활성형 엽산으로 전환하는 효소인 MTHFR[36]이나 DHFR의 변이는 혈액에 호모시스테인의 농도를 지나치게 올릴 수 있습니다. 우리나라 사람의 MTHFR 변이는 25~40% 정도 됩니다.

그러므로 심혈관 질환, 뇌혈관질환이 문제 된다면 콜레스테롤 수치를 내려주는 스타틴에만 신경 쓸 게 아니고, 호모시스테인 수치를 잘 살펴볼 필요가 있습니다. 호모시스테인의 대사 과정을 원활히 하여서 글루타치온으로 전환하는 활성형 엽산을 챙겨 먹는다면, 30% 이상의 확률로 혈관질환에 걸릴 가능성을 줄여줄 것입니다. 알고 보면 콜레스테롤이 높아서 심혈관, 뇌혈관질환에 걸릴 확률은 30% 정도밖에 안 되고, 최대 50%를 넘지 않는다고 합니다. 그간 등한시되었던 호모시스테인 농도를 주목할 때입니다.

호모시스테인의 수준을 빨리 내리고 싶다면 활성형 상태로 만들어진 엽산(B9)과 더불어서 비타민 B6, 비타민 B12, 혹은 베타인

---

35 드럭머거(drug mugger): 약을 먹을 때 대사되는 과정에서 소모되는 영양소
36 MTHFR(methyl tetra hydroxy folate reductase): 엽산을 활성형으로 전환시켜주는 효소

을 복용하면 좋습니다. 이러한 성분들은 메틸기를 전달해 주는 메틸레이션 과정에 중요한 조효소로 작용하기 때문입니다. 베타인은 BHMT 효소를 활성화해서 호모시스테인을 메티오닌으로 전환 시켜주는 물질인데요, 엽산보다 더 강력한 메틸기의 도우너(제공자) 역할을 합니다. 베타인은 레드비트 속에 많이 들어있습니다.

실크 펩타이드에 다량 함유된 아미노산 중 세린과 글리신도 호모시스테인을 낮추는 중요한 역할을 합니다. 세린은 호모시스테인을 글루타치온으로 전환하는 과정에 꼭 필요한 인자이고, 글리신은 호모시스테인의 농도와 반비례하는 항산화 물질인 글루타치온의 구성 아미노산이기도 합니다. 당뇨병이 있다면 무엇보다도 혈관 속의 당 독소를 줄이는 게 중요하고, 호모시스테인 농도도 낮춰야 합니다. 가장 기초적인 당뇨약인 메트포르민의 대사 과정에서 비타민 B12가 고갈되므로 당뇨 환자들은 비타민 B12를 꼭 챙겨 먹을 필요가 있습니다.

당뇨약이 혈당을
낮추는 기전

당뇨병의 기준은 정상 혈당은 공복 혈당 100 이하, 식후 2시간의 혈당이 140 이하를 말하며, 당화혈색소(HbA1c)는 4~5.6 % 사이를 말합니다. 당뇨 전 단계는 공복혈당 100~125, 식후혈당 140~199, 당화혈색소가 5.7~6.4 % 사이를 말합니다. 당뇨병은 공복혈당이 126 이상이고, 식후혈당이 200 이상, 당화혈색소가 6.5 % 이상을 말합니다.

당뇨 전 단계에는 약물치료는 하지 않고 우선 생활요법 교정을 하는데요, 체중을 5% 이상 감량하고 중강도 운동을 일주일에 150분 이상하면 좋습니다. 일부 환자는 메트포르민 치료를 병행하는데요, BMI[37]가 35kg/m2 이상인 60세 미만의 환자에게 투여합니다. BMI 가 35 이상인 임신성 당뇨 이력이 있는 환자에게도 메트포르민을 투여합니다.

 생활요법을 시행하여도 당화혈색소(HbA1c)가 7.5% 이상이라면 단일요법의 약물치료를 시작하고, 단일요법을 해서 2개월 지나도 당뇨 조절이 잘 안 되거나, HbA1c가 7.5% 이상이며, 1.5 % 이상이 높아져 있다면 2제 요법을 시작합니다. 만약 첫 진단 시에 9% 이상이라면 바로 2제 요법을 시행합니다. 2제 요법을 3개월 시행하여도 조절되지 않으면 3제 요법을 시행하게 되고, HbA1c가 9% 이상이거나 3제 요법으로 조절되지 않으면 주사제 기반 치료를 하게 됩니다.

---

37 BMI(Body Mass Index): 체질량지수

당뇨 처방약의
종류와 기전

　1) 비구아나이드(Biguanides) 계열의 약물은 당뇨병 초기에 가장 우선으로 투여하는 약물입니다. 가장 기본적인 1차 치료제인 메트포르민은 간이나 말초조직에서 인슐린 감수성을 높이고, 간에서 당 생성을 억제합니다. 또 위장관에서 당의 흡수를 방해하는 약입니다. 장기적인 합병증 진행을 지연시키고, 생존율을 높여주는 약인데요, 주로 공복 혈당을 내려줍니다. 체중을 유지하거나 감소를 가져올 수 있어서 비만한 당뇨병 환자에게는 매우 좋고, 저혈당을 유발하지 않습니다. 중성지방, DLD를 내려주고 HDL을 올려주는 이점이 있습니다.

　위장관 부작용으로는 구역, 식욕부진, 금속성 맛이 있고, 비타민 B12 부족증을 가져올 수 있습니다. 간 기능 부전자, 알코올중독자,

탈수 환자는 금기이고, GFR 30 이하로 콩팥 기능이 많이 저하된 환자에는 유산증이 올 수 있기에 사용하지 않는 것이 바람직합니다. 48시간 이내에 조영제를 투여할 때도 복용하지 않습니다. 제품으로는 메트포르민 성분인 글루코파지, 다이아벡스, 글루파정 등이 있습니다.

2) 설포닐우레아(Sulfonylurea) 계열의 약물은 인슐린 분비를 자극하는 약물입니다. 혈당 강하 정도는 메트포르민과 비슷하고, 다른 약제에 비해 상대적으로 빠른 효과를 보이지만, 지속적인 효과는 좋지 않은 것으로 보고되어 있습니다. 인슐린 분비가 증가하면 에너지를 저장하는 작용이 증가하므로 체중 역시 증가합니다. 저가 약물이고 혈당 강화 효과가 크지만, 저혈당에 빠질 확률이 높은 편입니다. 주로 공복 혈당을 조절하고, 3년 정도 투여 후 효과가 감소 될 수 있습니다.

1세대의 클로로프로파마이드(chloropropamide), 다오닐정(glibenclamide 글리벤클라마이드)은 작용 시간이 길어서 요즘에는 잘 사용되지 않고, 2세대의 성분인 아마릴정(glimepiride 글리메피리드), 디아미크롱정(gliclazide 글리클라자이드) 글루코트롤(glypizide 글리피자이드) 등이 많이 처방되고 있습니다.

3) 글리나이드(Glinides)는 설포닐우레아 제제와 같이 인슐린 분비를 자극하는 약물입니다. 같은 수용체에 작용하지만, 다른 위치에 결합하며, 작용 시간이 짧아 자주 복용해야 합니다. 체중 증가는 있으나, 저혈당은 잘 오지 않습니다. 식후혈당을 조절하지만, 간을 통해서 대사되므로 약물 상호작용을 조심할 필요가 있습니다. 가격은 약간 고가입니다. 제품으로는 노보넘(repaglinide 레파글리나이드), 글루패스트정(mitiglinide 미티글리나이드), 파스틱정(nateglinide 나테글리나이드) 등이 있습니다.

4) DPP-4 억제제: GLP-1은 소장의 세포에서 만들어지는데요, 췌장 베타세포에 작용하여 포도당에 의한 인슐린 분비를 증가시키는 역할을 합니다. DPP-4 억제제는 소장에서 GLP-1을 분해하는 효소인 DPP-4를 저해하여서 GLP-1의 양을 늘려주는 약물입니다. 주로 식후혈당 강하에 효과가 있으며 글루카곤은 억제하고, 위장관 운동을 촉진 시킵니다. 저혈당은 오지 않고, 위장관계 장애가 많으며, 체중이 감소할 수 있습니다.

제품으로는 자누비아(sitagliptin 시타글립틴), 트라젠타(linagliptin 리나글립틴), 제미글로(gemigliptin 제미글립틴). 온글라이자(saxagliptin 삭사글립틴), 슈가논(evogliptin 에보글립틴), 테넬리아(teneligliptin 테넬리글립틴) 등이 있습니다.

빌다글립틴과 메트포르민 복합제는 서로 다른 기전의 상승작용을 통하여 혈당을 조절하고 당화혈색소 감소에 효과적이라고 할 수 있는데요, 저혈당 위험도 적어서 많이 사용되고 있습니다. 빌다글메트정, 가브스메트정, 힐러스메트정 등이 있습니다.

5) 치아졸리딘(Thiazolidinediones) 계열은 피파(PPAR) 감마 유전자를 자극하여서 당을 조절하는 약물입니다. 근육, 지방 조직, 간에서 인슐린의 작용을 도와주는 역할을 합니다. 유전자 발현을 시키는 약물이므로 작용 시간이 좀 더딘 편으로 4~6주 정도 걸립니다. 저혈당 위험이 적고 혈당 강하 효과를 상당히 오랫동안 유지하는 편입니다. 크기가 큰 타입의 LDL을 늘려주므로 관상 동맥경화를 낮춰주는 장점이 있지만, 체중 증가와 체액 저류로 사지 말단 부위의 부종이 생길 수 있고, 울혈성 심부전이 2배 증가하며 골절률도 증가할 수 있습니다. 단독 치료보다 다른 약제와 병용 치료가 좋다고 합니다. 상품명으로는 엑토스정(pioglitazone 피오글리타존), 듀비에정(lobeglitazone 로베글리타존) 등이 있습니다.

6) SGLT-2 억제제(SGLT-2 inhibitor) 약물: SGLT(나트륨-포도당 공동 수송체)는 신장에서 나트륨과 포도당의 재흡수를 높여서 혈당을 올리는 수송체인데요, SGLT-2 억제제 약물은 이 수송체를 억제하여서 포도당의 재흡수를 방지합니다. 인슐린 분비와 관계없는

작용기전이므로 저혈당 위험이 없고, 심혈관계 질환(CVD) 위험도
와 사망률이 감소하는 이점이 있습니다. 심부전이나 만성 신장 질환
(CKD) 환자들은 HbA1c 수치와 무관하게 우선 처방이 권고됩니다.
배뇨 증가로 인한 탈수 위험이 있고 GFR 45 이하는 권고되지 않습
니다.

소변으로 당 성분이 빠져나므로 효모균 감염에 취약하니 관리
를 잘하는 게 좋습니다. 체중 감소의 유익한 효과도 있지만, 탈수
위험을 줄이기 위하여 물을 충분히 마시는 게 좋습니다. 체중이 많
이 빠지는 사람도 있는데요, 3개월 이후에는 보통으로 유지됩니
다. 혈압도 약간 떨어지는 경향이 있습니다. 제품으로는 포시가정(
dapagliflozin 다파글리플로진), 자디앙정(empagliflozn 엠파글리플로진),
슈글렛정(ipragliflozin 이프라글리플로진) 등이 있습니다.

7) 알파 글루코시다제 억제제(알파 glucosidase inhibitor) 약물은
다당류의 탄수화물이 소장 상부에서 분해되는 것을 방해하므로 당
분의 흡수를 지연시켜서 식후혈당을 떨어뜨리는 약물입니다. 하지
만 소장에서 흡수가 안 된 당류가 대장까지 내려와서 흡수되기 때
문에 가스 생성 등 위장관 증세가 올 수 있습니다. 제품명으로는 글
루코바이정(acarbose 아카보즈), 베이슨(voglibose 보글리보스) 등이 있
습니다.

8) NPH 인슐린은 중간형 인슐린인데요, 작용발현 하는데 1~2시간이 걸리고, 작용발현 최고점에 이르는데 5~8시간 걸립니다. 그리고 12~18시간 작용합니다. 그러므로 하루 2회 인슐린을 투여한다면 중간에 작용 시간이 겹치게 되므로 야간 저혈당의 위험이 생길 수 있습니다. 요즘에는 최고점 시간 없이 꾸준히 작용하는 장시간형 인슐린을 많이 사용합니다. 레버미어, 란투스, 트레시바, 투제오 같은 인슐린입니다.

인슐린은 개봉 시 실온에서 한 달간 보관이 가능하고, 냉장 보관 시 3개월 정도 보관이 가능합니다. 사용 전 양 손바닥으로 체온을 가해서 따뜻하게 한 후 사용하는 게 좋고, 주사할 부위를 알코올로 소독한 후 피부를 집은 후 직각으로 주사합니다. 피부를 놓은 후 주삿바늘을 제거하고, 한 시간 이내에 운동이나, 주사 부위를 마사지하면 인슐린 흡수율을 높여서 저혈당이 될 수 있으므로 하지 않는 게 좋습니다. 인슐린 흡수가 빠른 부위 순서는 복부, 팔, 허벅지, 엉덩이 순입니다.

처방 약 이외에 당뇨에 도움을 주는 영양소

약국에서 당뇨약 처방전대로 조제 하다 보면, 당뇨약이 점점 늘어나는 사람이 많습니다. 줄어드는 경우는 드물지요. 현대 의학으로 처방되는 당뇨약이 당뇨의 근본적인 해결책이 못 된다는, 반증(反證)이기도 합니다.

진정으로 당뇨병을 다스리려면 첫 번째로 인슐린 저항성을 개선해야 하고, 두 번째로 합병증을 예방해야 합니다. 하지만 현대 의학적으로 치료하는 당뇨약은 이 두 가지의 문제를 해결해 주지는 않는 것 같습니다.

사실 전문약으로 분류되어서 처방받는 약들은 췌장에서 인슐린 분비가 잘 안 되어서 당뇨가 왔다고 판단하여 인슐린 분비 쪽으로 약을 만들어서 복용하는 경우가 많습니다. 하지만 당뇨병이 생긴 원인을 따져본다면 인슐린 때문이라기보다, 인슐린을 받아들이는 수용체가 고장 나서 혈당이 높아지는 것입니다. 그러므로 세포막의 인슐린 수용체를 정상화하는 쪽으로 접근하는 게 근본적인 방법이라는 생각이 듭니다. 순간적으로 당뇨 수치만 조절해 주는 일반요법 말고 근본적인 당뇨 해결책을 영양소 요법으로 풀어나가 봅시다.

1. 인슐린 저항성을 해결하는 방법

만약 먹어도 먹어도 배가 고프다면 근육 세포에 인슐린 저항성이 생긴 것입니다. 분명히 탄수화물을 먹었는데, 근육의 인슐린 수용체에서 인슐린을 저항하여서 세포 내로 포도당을 안 들여보내 주므로 근육에서는 여전히 에너지를 못 만들게 되어서 배가 고프다고 느끼는 것입니다.

인슐린 수용체가 저항하는 이유는 인슐린 수용체 기질인 IRS-1에 티로신에 인산화되지 못하고 세린에 인산화가 되는 문제가 있습니다. 세린 인산화를 원상태로 돌려주는데 바나바의 코로솔 산이 도움이 됩니다. 티로신 인산화가 되면 포도당을 받아들이는 통로인 GLUT4가 열리게 됩니다.

평소에 인슐린 저항성을 예방하는 생활 방법은 식후에 눕거나 앉

아있지 말고 단 5분간이라도 걷는 습관을 들인다면, 근육에 자극을 주어서 인슐린 저항성을 예방하는 데 도움이 됩니다. 허벅지 근육이 통장 잔액보다 더 중요합니다. 부지런히 움직이고, 혼식하고 소식하는 습관이 중요하지요. 과당이 많이 포함된 달콤한 과일이나 액상과당이 첨가된 음식은 조금만 먹는 게 좋습니다.

특히 저녁을 적어도 7시 이전에 먹는다면 충분히 소화 시키고 난 후 잠자리에 들게 되어서 움직이지 않는 밤 시간대에 지방이 체내에 축적되는 것을 방지할 것입니다. 저녁에 소식하고 충분히 소화된 후에 잠이 드는 습관은 당뇨병뿐만 아니라 비만도 예방하는 방법이고 건강을 지키는 최고의 선택이라는 생각이 듭니다.

나이가 들어갈수록 소화효소가 점점 적게 나옵니다. 대신 활동량은 줄어들지요, 젊은 시절 먹던 양을 다 먹으면 위장에 부담되고, 옆구리 살만 자꾸 붙어갑니다. 나이 먹을수록 식탐은 버리고 활동할 정도로만 소식하는 것이 좋습니다.

2. 당뇨에 도움이 되는 미네랄

마그네슘: 마그네슘은 인슐린 수용체 기질인 IRS-1 발현에 필수적이라고 할 수 있습니다. 인슐린이 수용체를 만나면 인산화 과정을 거치게 되는데요, 이 인산화 과정에서 필수 미네랄이 바로 마그네슘

입니다. 그리고 마그네슘은 포도당 수송 단백질의 조효소가 되므로 마그네슘이 결핍되면 당뇨합병증 즉 신장, 눈, 당뇨병성 신경병 등이 증가할 수 있습니다. 거기다 마그네슘은 췌장의 베타세포에서 인슐린 분비 기능에 관여하며, 마그네슘 부족은 베타세포를 위축시킵니다. 더군다나 당뇨 환자는 소변으로 마그네슘이 자꾸 빠져나가니 마그네슘을 보충할 필요가 있습니다.

크롬: 당뇨 환자가 꼭 먹어줘야 하는 미네랄 중 한 가지가 크롬입니다. 아무 크롬이나 먹는 것이 아니라 GTF(Glucose Tolerance Factor) 크롬을 먹어줘야 합니다. GTF 크롬은 크롬이 니코산과 결합한 형태로 인슐린이 수용체에 결합하여서 세포 내에서 신호 전달하는 과정을 활성화하는 인자입니다. 인슐린 사슬과 근육 세포의 인슐린 수용체를 GTF 크롬이 서로 연결해 주고 있습니다. 인슐린 분비되는 과정을 살펴보면 인슐린이 수용체에 결합할 때, 세포 내에서 인산화효소인 키나아제 (kinase)가 활성화될 때, 또한 여러 신호전달 단백질을 인산화시킬 때 등 여러 과정에서 크롬이 있어야 인슐린 수용체에 결합 된 신호전달 단백질을 충분히 활성화할 수 있습니다. 크롬이 없는 경우보다 8배나 더 활성화된다고 합니다.

크롬의 또 다른 기능으로는 지질대사와 단백질 대사에도 영향을 주므로 LDL 콜레스테롤을 낮추고, HDL 콜레스테롤을 높이며, 단백합성을 하여서 근육량을 늘리는 작용도 있습니다. 크롬의 농도가 40대 초반부터 감소 되고 단 음식이 유난히 당긴다면 크롬 결핍을 생각해 볼 수 있습니다.

질병 상태란 세포 간 신호전달 과정이 잘 안 이루어져서 몸의 기능이 제대로 작동이 안 되는 상태라고 할 수 있습니다. 마치 리모컨이 고장 난다면 TV가 안 켜지는 것과 같은 이치입니다. 인간사회도 서로 소통이 잘되어야 원활하게 잘 돌아가기 마련이지요. 크롬은 3가와 6가가 있는데요, 3가 크롬이 식용입니다. 6가 크롬은 산업용 크롬으로 독성을 가지고 있고, 발암물질이라고 하는군요. 알파 리포산도 최고의 항산화제 성분이어서 처방으로 나오고 있지만, 너무 많이 먹으면 저혈당을 유발할 수 있는데요, 크롬은 이런 위험성은 없다고 합니다.

셀레늄: 당뇨 조절 미네랄 중 셀레늄도 필수라고 할 수 있는데요, 셀레늄은 글루타치온 과산화효소(GPX)를 활성화하는 항산화제입니다. 셀레늄이 부족하다면 이 효소가 제대로 작동할 수 없습니다. 셀레늄은 대사 과정에서 생기는 활성산소를 중화하여서 질병을 예방하고, 췌장을 보호하는 데 도움이 될 것입니다.

셀레늄은 갑상샘에도 꼭 필요한 항산화제입니다. '치오레독신 환원효소(thioredoxin reductase)'라는 효소로서 존재합니다. 갑상샘은 과산화수소를 촉매제로 쓰는데요, 사용 후 남는 과산화수소(H_2O_2)가 활성산소로 작용하므로 이것을 셀레늄의 항산화 효과로 청소해 줍니다. 그래서 갑상샘 질환을 앓는 분에게는 셀레늄이 필수적인 영양소라고 할 수 있습니다. 셀레늄은 항암 작용도 있는데요, 고용량의 셀레늄은 암의 발생과 성장을 억제한다는 효과가 입증되었습니다. 전립선암, 대장암, 폐암, 간암, 유방암, 췌장암 등에 효과가 좋습니다. 셀레늄이 암세포의 DNA 가닥을 끊고 세포 사멸을 유도하는 등 암세포의 성장 메커니즘에 관여합니다.

아연: 아연은 인슐린 합성과 촉매작용에 중요한 역할을 하는데요, 이처럼 당뇨를 조절하는 작용 외에 아연도 마그네슘처럼 300여 가지의 조효소 역할을 합니다. 초과산화물 불균등화 효소(SOD, superoxide dismutase 활성산소를 제거하는 효소) 활성화, 탄산탈수효소, 알코올 탈수 효소 등이 작용할 때 아연이 필요합니다.

아연은 세포분열에 작용하여서 DNA, 단백질, 콜라겐 합성에 관여합니다. 세포분열, DNA 정보 복제에 관여하고, RNA 합성 단계에 중합 효소(polymerase)가 필요한데요, 이 효소 안에 아연이 포함되어 있습니다. 게다가 미각을 풍부하게 하는 작용이 있는데요, 미각을 잘 못 느끼는 사람의 60%가 아연 결핍으로 인해서 유발된다고 합니다.

그리고 아연은 T세포를 활성화해서 분화조절에 영향을 주므로 면역기능 유지에도 도움을 주고, 뇌에서 신경 전달물질 생성에도 필요하고, 태아의 성장과 발달, 모유의 생산에도 도움을 줍니다. 이처럼 팔방미인 아연은 남성의 전립선 건강과 성호르몬 생성에 필수 인자이므로 충분히 복용하면 여러모로 좋습니다.

비타민B군은 크렙스 회로(TAC cycle)를 돌려주는 데 필요하고, 당뇨약을 먹을 때 드럭 머거(drug mugger)로 인해 결핍되기 쉬운 영양소를 보충해 주는 데 필요합니다. 즉 당뇨약을 먹으면 비타민B군이 부족하게 됩니다. 이렇게 마그네슘, 아연, 비타민B군은 체중을 감량할 때나 당뇨병이 있는 사람들에게도 꼭 필요한 성분입니다.

당뇨병에 도움을 주는 아미노산

단백질 섭취가 당뇨병이 있는 사람에게 도움이 된다고 하는데요, 특히 실크 펩타이드가 당뇨에 도움이 된다고 오래전부터 알려져 왔습니다. 실크 펩타이드는 인지기능 향상, 당뇨 개선, 파킨슨병 증상 완화. 체력 증진, 비만 개선 등 다양한 기능이 있습니다. 당뇨에 뽕잎 차가 좋다고 하는데요, 뽕잎을 먹고 자란 누에고치 속의 실크 펩타이드가 당뇨에 도움 되는 것이지요.

실크 아미노산에는 알라닌, 글리신, 세린의 함량이 매우 높게 함유되어 있으므로 당뇨에 도움이 되는 것으로 알려져 있습니다. 요즘에는 단백질을 잘게 자른 형태인 실크 펩타이드가 액상화되어서 흡수율이 아주 높은 제품도 출시되고 있습니다.

실크 아미노산이 글루카곤 유사펩타이드-1(GLP-1, glucagon-like

peptide-1)의 생성을 늘려서 인슐린 분비에 도움이 됩니다. 인크레틴이라는 호르몬은 음식을 먹으면 소장에서 분비되는 호르몬인데요, 대표적인 인크레틴(incretin)이 GLP-1입니다. GLP-1은 췌장의 베타세포에 있는 GLP-1 수용체에 결합해서 인슐린 분비를 자극하고, 글루카곤 분비를 억제해서 혈당을 떨어뜨리는 작용으로 도움을 주는 호르몬입니다. 심혈관과 신장을 보호하는 효과도 있습니다. 포도당을 정맥주사로 맞는 것보다 경구로 섭취하면 췌장의 베타세포에서 인슐린 분비가 더 많아집니다. 포도당을 입을 통하여 섭취했을 때 장 세포에서 인크레틴이 분비되기 때문입니다.

췌장의 베타세포에는 GLUT2가 있어서 이 통로는 혈당이 높았을 때만 포도당이 세포 내로 들어가 탈분극(depolarization)을 시켜서 인슐린 분비를 시키게 됩니다. 아미노산, 특히 글루코제닉 아미노산[38]은 저농도에서도 췌장의 베타세포로 들어가 포도당으로 변해서 탈분극을 일으켜서 인슐린을 분비할 수 있습니다. 글루타민, 글루탐산, 알라닌, 아르기닌은 대표적인 글루코제닉 아미노산입니다. 그러므로 당뇨병이 있는 사람들은 적절한 아미노산을 섭취할 필요가 있습니다.

췌장의 기능이 고갈된 당뇨인에게 아미노산은 췌장의 기능을 회

---

[38] 글루코제닉 아미노산(glucogenic amino acid): 당 성분으로 전환이 가능한 아미노산

복시키는 역할을 합니다. 당뇨병이 있다면 탄수화물은 줄이면서 질 좋은 아미노산을 챙겨 먹는 게 좋을 텐데요, 달걀이나 콩, 두부, 생선 및 육류를 통해서 섭취가 가능할 것입니다. 지방은 줄이고, 단백질 섭취와 근력 운동을 통해서 근육량을 늘린다면 여러모로 도움이 됩니다.

카르니틴은 지방산을 미토콘드리아 내막으로 들어가게 만들어 주는 영양소입니다. 카르니틴의 도움을 받아서 지방산이 미토콘드리아 안에서 베타 산화 과정을 거치면 에너지를 만들어 내면서 분해되므로, 카르니틴은 몸 안에 축적된 지방을 분해하는 데 필수적인 영양소라고 할 수 있습니다. 지방이 분해되어야 비만에도, 당뇨에도 도움이 될 것입니다.

당뇨와 비만에
도움이 되는 천연물

다이어트와 당뇨 조절에 가장 기본적인 원리는 두 가지입니다. 지방의 축적을 방지하고, 이미 쌓여있는 지방을 분해하는 호르몬을 활성화하는 것입니다. 알고 보면 너무나 상식적인 방법이지요. ATP-구연산 분해 효소(ATP-citrate lyase)를 억제하여 지방 축적을 예방하고, HSL(Hormone Sensitive Lipase)를 활성화해서 지방분해를 촉진하면 됩니다.

1) 바나나

바나나 속의 코로솔 산(corosolic acid)은 인슐린 저항상태인 세린 인산화를 티로신 인산화로 바꿔주기에 가장 적합한 성분입니다. 바나바는 아열대 지방의 천연 약용 허브 식물로서 90년대 이후 일련의 연구를 통해 잎에 혈당을 낮추는 코로솔 산이 다량 함유되어 있음이 밝혀졌습니다. 필리핀을 비롯해 말레이시아, 인도네시아, 태국, 인도 등 동남아 전 지역에서 비만, 당뇨 등을 치료하는 용도로 오래전부터 민간에서 사용되었습니다. 코로솔 산은 동물실험과 임상실험을 통해 2형 당뇨병 환자들의 혈당을 감소시키는 효과가 증명되었습니다. 현재 처방되고 있는 당뇨약들은 오로지 혈당을 떨어뜨리는 데에만 효과를 발휘하는 약들이 많고, 지방 제거와 췌장의 기능을 살려주는 기능은 부족합니다. 반면 코로솔 산은 인슐린 저항성을 가진 제2형 당뇨병에 대하여 인슐린 민감성을 회복하고 췌장의 베타세포 기능을 살리는 데 매우 유용한 성분입니다.

당뇨 중에서 좀 더 비만한 당뇨에 코로솔 산이 도움이 될 터인데요, 코로솔 산은 췌장에 작용하기보다는 인슐린을 받아들이는 세포, 즉 근육 세포와 지방세포의 수용체에 관여합니다.

'어느 지역에 그 지역 사람들이 자주 걸리는 질병이 있다면, 그 질병을 치료해 주는 천연물도 있다'라는 말을 들은 적이 있습니다. 동남아 사람들은 벼농사를 2모작, 3모작을 하면서 쌀을 주식으로 삼고 있습니다. 동남아에서 재배되는 쌀의 품종은 우리나라 품종보다 찰기가 덜해서 밥을 하면 홀홀 날아간다고 표현하지요. 이런 쌀로 지은 밥을 먹어서 그런지 동남아인들은 비만 체형이 많지는 않지요. 그런데도 유전자적 요인 탓인지 당뇨병에 많이 걸립니다. 신께서 당뇨병에 취약한 동남아 사람들을 위해서 그들 주변에 바나바를 나게 하셨다는 생각이 들기도 합니다.

2) 여주

여주의 성분인 카란틴(carantin)이 도움이 됩니다. 여주 속의 카란틴은 췌장의 베타세포 숫자를 증가시키는 데 도움을 줍니다. 당뇨병이 생기면 나중에 췌장의 베타세포가 고갈됩니다. 췌장에서 인슐린이 분비 기능이 떨어지기 때문에 췌장이 한번 망가지면 다시 회복이 안 된다고 생각하는 사람이 많지만, 완전히 망가지기 전에는 어느 정도 회복이 가능합니다. 여주 속의 카란틴은 췌장의 기능을 부활시키는 데 도움이 되는데요, 여주는 생김새도 췌장과 비슷하게 생겼습니다. 췌장에서 인슐린 분비가 원활하지 못한 당뇨병에는 여주를 먹으면 된다고 힌트를 넣어 놓은 듯합니다. 하지만 그냥 여주를 달여서 먹기보다는 여주 속의 카란틴 성분만을 고함량 추출한 제제들이 더욱 당뇨와 비만에 효과적일 것입니다. 요즘은 천연물 그대로 달여서 먹는 시대가 아니고 고순도, 고함량 천연물 추출 시대입니다.

3) 가르시니아 속에 들어있는 HCA

세포 속으로 포도당이 많이 들어오면 이것이 바로 지방으로 저장되는 것은 아닙니다. 포도당이 구연산(citrate)으로 바뀌어서 구연산이 지방으로 전환이 되는 것입니다. 이것을 억제하는 것은 가르시니아 캄보지아 속에 들어있는 HCA(hydroxy citric acid)입니다. HCA 성분은 지방을 저장하는 효소인 ATP-구연산 분해 효소(ATP-citrate lyase)와 유사한 구조로 이 효소의 활성을 낮추어 줍니다. 탄수화물을 먹어서 살이 찌는 기전은 ATP-구연산 분해 효소밖에 없는데요, 가르시니아 캄보지아가 다이어트 제품으로 많이 활용되는 이유입니다. 하지만 간 기능이 떨어진 사람들은 이 성분을 고함량 먹으면 간 장애가 따라올 수 있으므로 조심해야 합니다.

4) 마그네슘

살 빼는 효소는 호르몬 민감성 리파제(HSL, hormone sensitive lipase)입니다. 지방이 잘 용출되려면 HSL가 활성화가 되어야만 합니다. 이 HSL를 활성화하는 것은 글루카곤입니다. 글루카곤이 잘 작동하기 위해서는 이러한 펩타이드(peptide) 계통의 호르몬을 활성화해야 하는데요, 마그네슘이 조효소로 사용됩니다. 그런데 비만한 사람이나 당뇨 환자들의 경우에 마그네슘의 결핍이 심한 사람이 많습니다. 비만한 사람들은 글루카곤이 나와도 HSL가 활성화 잘 안 되는 사람들이라고 할 수 있습니다. 아무리 호르몬을 자극해도 세포 내의 마그네슘이 부족하니 활성화가 잘 안 되는 것이지요.

이같이 마그네슘이 다이어트를 하는데 중요한 요건이라고 할 수 있습니다. 지방이 분해되기만 하면 뜨거운 아궁이 역할을 하는 크렙스 회로에 들어가서 다 태우는 것인데요, 아무리 호르몬이 있어도 그 호르몬을 작동시켜 주는 조효소가 없다면 호르몬이 작동되지 못합니다. 자동차에 엔진오일이 없으면 자동차가 원활하게 잘 안 굴러가는 것과 비슷합니다. 우리 몸의 호르몬은 이같이 조효소와 함께 세트로 움직이는 것이랍니다.

5) 커큐민

당 독소를 예방하는 최고의 물질이 커큐민이라고 할 수 있습니다. 나노 커큐민은 위험한 당 독소인 글리옥살(GO), 메틸글리옥살(MGO)과 결합해서 체외로 배출시키므로 당뇨 수치를 낮추고, 알도스 환원효소를 억제하여서 폴리올 대사계로 가지 않게 하므로 당뇨 합병증 예방에도 무척 도움을 줍니다. 피로 해소와 눈 건강, 수면의 질 개선 등 여러 가지로 유익한 점이 많은 나노 커큐민은 제가 꾸준히 복용하는 성분입니다. 참고로 저는 당뇨병은 없습니다.

6) 실리마린

만약 공복혈당이 잘 안 내려가서 고민 중이라면 지방간을 의심해볼 필요가 있습니다. 스트레스를 받게 되면 간에 저장된 당분의 형태인 글리코겐을 글루코스(포도당)로 분해하여 버립니다. 지방간이라면 이런 현상이 더 가중되는 것입니다. 이런 경우에는 당뇨 조절을 위하여 실리마린, 콜린, 메티오닌 같이 간의 1상 대사와 2상 대사를 활성화하여서 지방간을 줄여주는 성분들을 챙겨 먹는다면 도움이 될 수 있습니다.

인슐린 저항성을 해결하는 영양소의 원리

1)바나바의 코로솔산은 근육과 지방의 세포가 포도당을 잘 받아들이도록 인슐린 저항성을 개선한다.
2)여주의 카란틴은 췌장 베타세포의 기능을 살려주는 것이다.
3)가르시니아의 HCA 성분과 마그네슘을 합친다면 비만, 당뇨에 대해 완성되는 것이다.

위 세 가지 방법이 인슐린 저항성을 극복하고, 글루카곤의 작용을 극대화하는 영양소 요법입니다.

당뇨병 실제 개선 사례

1) 동대문구 늘조은 온누리 약국 김미경 약사님

매번 부인이 드실 에피큐민(나노 커큐민)을 떨어지지 않게 구매하시는 단골분이 오셔서 '이거 주세요 ~하기에 "에피큐민은 사랑입니다~" 하니까 "사랑은 무슨, 사랑이여~. 밥 얻어먹으려면 얼마나 눈치 봐야 하는데~"제가 또 여쭤봅니다. "이거 계속 드시고 뭐가 개선되셨어요?" "이거 우리가 매일 2년째 먹고 있잖아 ~, 그런데 당화혈색소가 5.7이랴." "원래는 얼마였는데요?" "6.9였다지 아마 ~" "아 ~ 당화혈색소는 아시다시피 떨어뜨리기가 너무 어렵잖아요. 이렇게 잘 사다 주시니 감사해요." 하고 에피큐민 한 포 무료로 드리며 "이거는 꼭 아버님이 드세요~"했답니다.

2) 2023.10.10 김미경 약사님

5월에 60대 여성 3고(高) 질환(고혈압, 당뇨, 이상지혈증)이 있는 분

남편이 갑상샘 반절제 수술을 하시고 요오드를 권했을 때 안 믿으셔서 판매가 안 되었는데요, 아주대 의사분이 요오드 먹어도 좋다고 하셔서 구매 후에 많이 좋아지셨습니다. 5월에 당화혈색소가 7.2가 나오자 자세히 설명해서 나노 커큐민 하루 두 포와 바나바+여주+마그네슘 제품을 하루 세 번 드시라고 권해드렸습니다. 그 이후 지금까지 안 오셔서 '효과가 없었나? 실망했나?' 별의별 생각이 나는데, 드디어 오늘 등장하셔서 '많이 좋아졌어요. 당화혈색소가 6.7까지 떨어지고 공복혈당을 재면 예전엔 130~150 정도 나왔는데 이제는 90~100 정도 나온다고 합니다. 가만 살펴보니 살도 빠져 보여서 "살도 빠지셨죠?" 하니 그렇다고 하십니다. 정말 다행입니다. 이럴 때 약사로서 보람을 느끼게 됩니다.

3) 2023.10.13 김제 용지 약국 오한숙 약사님

몇 달 전 30대 중반의 비만형 남자분이 밤에 다리가 아파서 숙면이 힘들다고 방문하셨습니다. 철분제(헴철)만 드렸는데 이틀 복용 후부터 좋아졌다고 합니다. 그런데 다음 달 제가 잠깐 문 닫은 시간에 왔으므로 못 사고, 다른 약국에서 철분제 사서 드셨다는군요. 며칠 먹어도 효과 없어서 다시 왔다고 한 적이 있어요. 8% 고순도 헴 철이 역시 효과가 빠릅니다. 헴철은 뇌 신경 전달물질의 조효소로 사

용되니 숙면에 도움을 줍니다.

그 인연으로 탈모약으로 인한 발기부전 부작용이 생겼는데, 아르기닌 5,000mg를 드려서 좋아졌고요, 감마리놀렌산 40% 제품, 바나바+여주+마그네슘 제제와 나노 커큐민 제제, 더불어 공복 혈당 조절을 위해서 실리마린 제제를 함께 드렸는데, 배도 많이 들어가서 주변 친구들이 놀랐답니다. 살이 빠지니 이분의 인슐린 저항성이 적어져서 당뇨병 예방에도 좋은 역할을 한 것으로 짐작됩니다. 이런 사례들이 많다 보니 요즘은 전문 처방 약도 드리지만, 좋은 영양소 요법을 함께 권하고 있습니다. 부작용도 적으면서 몸 자체가 좋아지는 요법이니까요.

4) 2023. 07 수원 슬림 약국 김호진 약사님

50대 중반 간호사, 이상지질혈증이 있고, 당화혈색소 7.2이고, 자궁 결절이 있고, 예민하고 불면증이 있으며, 갱년기 열감이 있다. 과체중이고 간 수치가 다소 높고 지방간이 있다. 이분에게 나노 커큐민에 프로폴리스가 플러스 된 제품과 오메가3를 드렸더니 3개월 복용 후 당화혈색소가 6.7로 내려가고, 콜레스테롤 수치가 정상이 되어서 재구매하셨습니다.

5) 성남시 청솔약국 한연민 약사님

에피큐민(나노 커큐민)으로 당뇨가 개선된 사례입니다.

22년 3월 23일 55년생 여성, 당뇨약 한가지 드시는 분입니다. 혈액검사를 했더니 당화혈색소가 올라갔다고 합니다. 당 독소를 배출시켜 당화혈색소를 떨어뜨리는 제품이 있다고 하니, 한번 드셔보겠다고 하셔서 에피큐민 하루 1포씩 복용하기 시작해서 석 달 동안 매일 복용했습니다. 별다른 식이조절은 하지 않고, 평소 산에 다니시는 것만 지속했다는데요, 석 달 후인 22. 6. 22에 혈액검사 했더니 당화혈색소가 7.4에서 6.2로 떨어졌습니다. 무척 다행이라고 하시면서 현재 꾸준히 복용 중입니다.

60대 초반 여성분인데요, 제가 그분이 당뇨가 있는 줄은 모르고, 피곤하고 힘이 없다고 하셔서 헴철, 미네랄, 에피큐민, 세 가지를 드렸습니다. 그런데 한 달 만에 당화혈색소가 6.8에서 6.3으로 떨어져서 의사 선생님이 깜짝 놀라셨다고 합니다.

6) 수원 신양 약국 김순덕 약사님

기분 좋은 재구매 사례입니다. 70세 여성분이신데요, 오랜 당뇨와 이상지혈증을 앓고 있습니다. 무릎, 어깨 관절 수술하시고, 악성 변비가 있어서 장내 가스가 많이 찹니다. 피가 부족하고, 식욕부진입니다. 그래서 전칠 삼 사포닌 아침 한 포, 헴철 아침 한 포, 나노 커큐민 저녁 한 포, 미네랄제제 저녁 2정, MSM 제제 아침, 저녁 한 알씩 드렸습니다.

공복당 혈당이 높아서 인슐린 주사를 맞기 직전이었는데 두 달 경과 후 검사 결과 공복혈당 115, 식후혈당은 300이 나왔습니다. 고지혈은 정상 수치를 나타냅니다. 식사를 전보다 더 잘하시고 가스 차고 심한 변비 증상이 좋아져서 기본적인 유익균 제품을 복용하고 있습니다.

빈혈도 한결 좋아지시고, 무엇보다 당뇨가 개선되어서 기분 좋게 재구매하시며 고맙다며 가십니다. 이분 말씀에 가끔 부항 뜨는데, 영양제 복용 전과 두 달 지난 지금 부항 뜨고 나온 혈의 색이 완전히 다르시다네요. 시커멓던 피 색깔이 어린아이 피 색깔이라고 신기하시다고 합니다. 하지만 부항을 너무 오래 뜨면 건강에 안 좋을 수 있다고 조언했습니다.

7) 2023.10. 24 수원 신양 약국 김순덕 약사님

저는 지인이 소변 거품으로 상담을 요청해 와서 에피큐민(나노 커큐민)을 드렸는데 삼 년간 수면제와 멜라토닌을 번갈아 복용하며 고생하던 불면증이 에피큐민 복용 후 며칠 되지 않아 약 없이 숙면이 되므로 한 달 동안 수면제를 한 번밖에 안 먹었다고 너무 신기해합니다.

위의 개선 사례는 나노 커큐민을 복용하면 신기능과 당뇨 조절에도 좋지만, 숙면에도 도움이 된다는 것을 알 수 있습니다. (히스타민 H-1 수용체에 작용하여 수면을 유도함)

8) 구미 세상아 약국 정종남 약사님

1968년생 여성분인데요, 당뇨 전 단계로 식이조절하고, 운동을 2년간 해도 안 되다가 2022년 7월부터 에피큐민(나노 커큐민) 하루 한 포, 케토글루포터(바나바+ 여주+ HCA+마그네슘. 아연, 셀레늄 제제) 하루 3회 복용하고 7개월 이후는 하루 1~2번으로 줄여서 복용했습니다.

중간에 공복혈당이 안 내려가서 메타파워 골드(실리마린이 함유된 간 기능 개선제)를 2개월간 복용했는데, 체지방은 쏙 빠지고, 근육은 그대로이고, 사구체 여과율도 좋아졌습니다. 이분 말씀으로는 15년 전 수치와 거의 비슷하다고 하십니다.

대사성 질환은 오래전부터 조금씩 쌓여서 온다는 걸 이해하셨고, 다른 분들도 이런 좋은 영양소 요법으로 건강 찾기길 바란다고 전하랍니다. 전원주택에 살면서 나름 먹거리, 건강관리 잘한다고 자신

했는데 당뇨 전 단계 진단받고 무척 황당해서, 지독하게 식이조절과 운동해도 해결 못 하던 분이셨습니다.

9) 분당 시민의 약국 근무 김재영 약사님

2023년 2월 말부터 에피큐 듀얼(나노 커큐민+ 프로폴리스)과 케토글루포터(여주+바나바 등)드시고 있는 70대 여자분이신데요, 오늘 케토글루포터가 떨어졌다고 다시 한 통 사러 오시면서 이것 먹으니 확실히 당은 좀 떨어진 것 같다. 공복 혈당 수치가 120~130이 나온다고 하십니다. 비용지출은 좀 되지만, 1년은 좀 채워서 드시고 다음부터 좀 줄이시라고 말씀드렸습니다. 에피큐 듀얼을 드린 목적은 다리 저리신 것과 당뇨성 막망병증, 혈당이 좋아지는 용도로 같이 드린 것인데요, 이번에 안과 원장님이 눈에 주사는 안 맞아도 되겠다고 하시며 약만 처방해 주셨다고 하십니다. 그래서 에피큐를 꾸준히 드셔서 좋아지신 것 같으니 계속 잘 챙겨 드시라고 말씀드렸습니다.

10) 2023.12.09. 경기도 광주시 이화 약국 현학자 약사님

오랜 당뇨로 신장 투석을 하게 될지도 모른다는 80대 중반 어르신게 에피큐민과 감마리놀렌산 40% 제품을 드시게 했는데, 드시고 좋으셨던지 오늘은 63세 아드님이 고혈압, 당뇨가 시작되어 걱정된다면서 데리고 상담차 오셨습니다. 혈압이나 혈당의 수치를 내리는 기존의 약들만 의존하지 마시고, 식이요법과 생활 습관, 숙면과 마인드 컨트롤로 본인 스스로 건강을 만들어 가면서, 영양요법으로 근본 치료를 도와주면 더 나빠지지 않고 건강하게 사실 수 있다고 설명해 드렸습니다. 아드님의 성격이 급하고, 생각이 번잡하니 단전 호흡을 한다든지 해서 현재에 집중하는 훈련으로 내공을 다지라고 알려드리니 흡족해하십니다.

체내독소 배출과 항산화 작용으로 혈압이나 당뇨, 피로 개선에도 좋고 치매 예방에도 도움이 되는 에피큐민을 권하니 아드님 집이 멀다고 4개월분을 달라고 하셨습니다. 어머니도 나노 커큐민+ 프로폴리스 제품과 감마리놀렌산 제품을 두 달분 가져가십니다. 아마도 상담 내용이 흡족했던 것 같습니다.

11) 2023. 12. 13 송 약사 치험 사례

60대 중반 여성분 당화혈색소 9.5 나와서 저의 조언으로 8개월째 영양소 복용 후 방문하심.

그간 나노 커큐민, 케토글루포터, 실리마린 제제를 4개월 복용 후 당화혈색소가 7.5로 내려가서 꾸준히 복용하다가 6개월째는 실리마린 제제는 빼고, 케토글루포터 세 알에서 두 알로 줄여서 복용했습니다. 8개월째 당화혈색소가 7.0으로 내려가서 이날도 커큐민과 케토글루포터 가져가셨고, 위장 기능 개선을 위해서 고함량 단백분해효소가 포함된 제품인 엘고 이지 프로테우스도 같이 가져가셨습니다. 초기 4개월간에는 찌릿한 당뇨병성 신경증 개선을 위해서 감마리놀렌산 40% 제품을 하루 한 캡슐 같이 드셔서 신경증도 많이 개선되었습니다. 저는 당뇨약을 한주먹 드시던 환자들이 좋은 영양소 보급으로 혈당 수치와 당화혈색소가 내려가고 당뇨약 개수를 차츰 줄이는 분들이 많아서 상담 약사로서 보람을 느끼고 있습니다.

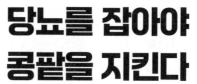

3장

당뇨를 잡아야
콩팥을 지킨다

콩팥의 구조와
기능 이해하기

몸에 필요한 산소와 영양소가 잘 들어가고, 원활하게 대사된 후 물과 이산화탄소로 잘 배출되어야 건강합니다. 우리 몸 각 기관 중 중요하지 않은 곳은 한 군데도 없지만, 특히 수분을 잘 거르고 소변으로 배출시키는 콩팥의 중요성은 말할 필요가 없습니다. 고령화 시대를 살아가면서 삶의 흔적만큼 만성질환도 늘어나기 마련입니다. 고혈압, 이상지혈증도 있지만, 콩팥 기능을 잘 유지하고 보존하는 문제는 삶의 질과 수명을 좌우할 만큼 중요합니다.

먼저 콩팥의 기능에 대해서 알아봅시다. 각 콩팥 당 100만 개의 네프론(nephron)이 있습니다. 신장을 이루는 소단위라고 할 수 있습니다. 네프론 안에는 사구체가 있고, 사구체에서 여과된 여과액을 받는 보우만 주머니가 있습니다. 각 사람의 키나 몸무게에 상관

없이 사구체를 통해 여과되는 혈장량은 분당 125ml입니다. 1분에 125ml의 혈액을 사구체가 계속 걸러주고 있는 것이지요. 그래서 건강한 사람의 사구체 여과율(GFR)은 125입니다.

혈액 속에는 여러 가지의 성분이 섞여 있는데요, 신 사구체의 필터로 여과해서 좋은 성분은 걸러서 재흡수하고, 필요 없는 성분은 내보냅니다. 이 기능이 없다면 혈액 속에 독성 물질이 가득 차서 살수가 없습니다. 콩팥 기능이 망가진 사람은 일주일에 세 번, 4시간에 걸쳐서 인공적으로 투석해야 살아갈 수 있습니다. 신장은 우리가 인식하지 못하는 순간에도 누구든 일정하게 혈액을 걸러주는 일을 하고 있으니 듬직하고 고맙다는 생각이 듭니다.

사구체 여과율은 1년마다 1 정도 감소합니다. 살아갈수록 그 기능이 차츰 떨어지는 것은 어쩔 수 없는 것입니다. 그런데 사구체 여과율이 60 이하이면 콩팥의 기능에 이상이 오기 시작한 것이고, 사구체 여과율이 15 이하이면 투석해야 합니다. 현재 12만 명 이상의 한국인이 말기 콩팥질환(end stage kidney disease)을 앓고 있고, 예비 말기 콩팥 질환자까지 합한다면 약 1%의 한국인(약 40만 명)이 말기 콩팥질환을 앓는다고 볼 수 있습니다. 이는 결코 적은 숫자가 아닙니다.

말기 신부전을 겪게 되는 가장 큰 이유는 당뇨와 고혈압 때문입니다. 당뇨 환자가 말기 신부전으로 이행되는 메커니즘을 알기 위해서는 신장의 해부학적인 구조를 이해할 필요가 있습니다. 그러면 약간 복잡하게 느껴져도 소중한 신장을 어떻게 지킬 수 있을지 대안이 생길 것입니다.

수축기 혈압이 80mmHg인 사람이나, 180mmHg인 사람 똑같이 사구체 여과율인 GFR이 125로 유지가 됩니다. 혈압이 아무리 높거나 낮더라도 사구체 혈관을 수축하거나 이완하여서 GFR을 일정하게 조절해 주는 콩팥의 기능은 너무나 놀랍습니다. 콩팥에서 물의 99%는 재흡수되고 포도당도 걸러지지만, 요소와 같은 노폐물은 내보내게 됩니다. 총 여과 되는 혈액량의 1% 정도인 1.8L 정도의 소변만 배출됩니다. 소변 속 수분은 몸속에서 다 대사된 찌꺼기가 배출되는 것입니다. 화장실에 가서 소변으로 배출되는 양만 콩팥이 거른다는 생각은 대단한 착각입니다. 알고 보면 그 100배인 180L의 어마어마한 양의 혈액을 콩팥이 걸러내고 있는 것입니다. 이 많은 양의 혈액을 쉬지 않고 걸러내려면 작은 콩팥이 얼마나 수고를 많이 하는 건가요? 하지만 고혈압이나 고혈당 등 병적인 상태에서는 사구체 여과율이 점점 떨어질 것입니다.

근위(近位) 세뇨관, 헬렌 고리, 원위(遠位) 세뇨관을 살펴보면 아주

꼬불꼬불하게 생겼습니다. 긴 세뇨관을 좁은 사구체 안에 들어가게 하려면 이러한 꼬불꼬불한 구조가 가장 적합할 것입니다. 사구체와 먼, 원위(遠位) 세뇨관은 사구체로 유입되는 세동맥인 수입(收入) 세동맥과 사구체에서 나가는 세동맥인 수출(輸出) 세동맥 사이로 지나가는데, 이 주변을 Juxtaglomerular apparatus 라고 합니다. 우리 말로 번역하기 좀 어렵지만, 콩팥에서 아주 중요한 기능을 하는 곳이며, 콩팥에 관하여 가장 연구를 많이 하는 곳입니다. 콩팥 기능의 허브라고 할 수 있습니다.

원 위 세뇨관의 미네랄 농도에 따라서 수입 세동맥의 유입량을 조절합니다. 원 위 세뇨관의 내벽에 존재하는 마큘라 덴사(Macular

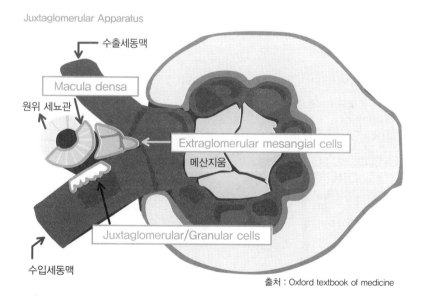

출처 : Oxford textbook of medicine

densa)에서 나트륨의 농도를 감지하는데요, 나트륨 농도가 떨어지면 수입 세뇨관의 과립 세포(Granular cell)에서 레닌을 분비하게 됩니다.

레닌이 분비되면 나트륨을 흡수하게 되고, 나트륨과 더불어서 수분 흡수량이 많아지면 다시 혈압이 올라갑니다. 이처럼 신 사구체는 단지 수분만을 거르는 곳이 아니라, 혈압을 조절하는 중요한 기능을 하는 곳입니다. 혈액 중 나트륨의 농도는 일정하게 0.9%로 유지해야 하고, 나트륨은 신경전달과 삼투압 조절에 필수적인 미네랄입니다. 몸이 좀 안 좋을 때 약간 짭짤한 음식이 당길 수 있는데요, 너무 고염식도 안 좋지만, 너무 저염식도 꼭 좋은 게 아니라고 할 수 있지요.

세뇨관의 구조

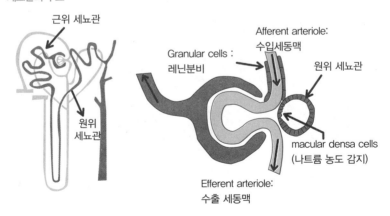

교감신경 알파-1 수용체는 수입 세동맥과 수출 세동맥에 동시에 존재하므로 스트레스를 받게 되면 두 동맥이 동시에 수축하게 되어서 콩팥 기능이 타격을 받게 됩니다. 들어가는 세동맥과 나가는 세동맥 모두 수축하게 되면 신 사구체의 혈류 순환이 잘 안 되므로 망가지는 것이지요. 이렇게 콩팥 기능은 스트레스와 매우 밀접한 관계가 있습니다. 스트레스는 콩팥으로 출입하는 혈관뿐만 아니라 전신의 혈관을 수축하게 하므로 혈액순환 장애를 일으키고, 몸의 기능을 떨어뜨리는 요인이 됩니다. 아무리 좋은 음식을 먹고 운동을 열심히 하더라도 스트레스를 많이 받게 되면 건강을 잃기 쉽지요.

신 사구체의 기능을 떨어뜨리는 가장 큰 인자는 고혈당이라고 할 수 있습니다. 아무리 묵묵한 일꾼 같은 콩팥일지라도 사구체에 당 독소가 끈끈하게 붙어 버린다면 거름망이 막힌 하수구 구멍처럼 물이 잘 안 내려갈 것입니다. 게다가 나이를 먹어가면 신 사구체 여과율이 저절로 떨어지게 되는 것을 생각해 본다면, 당 독소 관리가 신장을 지키는 가장 중요한 요소라고 할 수 있습니다.

이렇게 신 사구체의 기능이 망가지기 전에 혈압과 당뇨, 스트레스 관리하고, 식습관 교정하는 게 현명한 일입니다. 제 기능을 잘 감당해 주는 동안에는 신 사구체가 얼마나 대단한 역할을 했는지 인식하지 못하다가, 막상 콩팥 기능에 이상이 생기기 시작하면 후회막

급입니다. 인간의 수명이 과거의 두 배에 육박하는 현실에서, 갱년기인 50대 이후부터는 더 적극적으로 내 몸을 이해하고 관리하여서 수명이 다하도록 잘 사용하다 가면 좋겠습니다.

요즈음 챗 GPT 시대가 도래하면서 '투석하지 않고도 얼마든지 인공신장을 부여받는 시대가 올 것이다'라고 예측하는 것을 들어본 적은 있습니다. 그렇게 되면 정말 좋겠지만 아무튼 현재 나의 건강은 내가 잘 책임지고 관리하는 게 좋겠지요. 의사나 약사나 기능 식품 판매업체, 건강 관련 유튜버도 많고, 책도 쏟아져나오지만, 내가 취사 선택하여서 나의 건강은 오직 내가 잘 관리해야 합니다. 소 잃고 외양간 고치는 격이 되면 누구에게 하소연해봤자 소용없겠지요. 자칫 콩팥 기능이 망가진다면 투석이라는 어마어마한 고통을 받으며 인공적으로 우리의 혈액과 소변을 걸러내야만 하는 것입니다.

고단백 식사를 많이 하는 것도 콩팥에 부담을 줍니다. 단백질에 함유된 암모니아를 걸러내기 위해서 간과 콩팥이 그만큼 일을 해야 합니다. 단백질에는 탄수화물과 지방과 달리 질소(N)화합물이 있습니다. 암모니아(NH_3)는 독성 물질이고 배출되지 않으면 신체가 위험해집니다. 암 환자들이 항암치료 이후 체력을 회복하기 위해서 고단백 식사를 챙겨 먹는 분들이 있는데요, 체중당 1g 이상의 단백질 섭취는 오히려 간과 콩팥에 부담을 줄 것입니다.

고단백 식사와 콩팥 기능에 대해서 제가 겪은 한 분이 있는데요, 이분은 시의원 출신 약사님으로서 굉장히 성공한 분으로 생각됩니다. 제가 딸을 출산하고서 이분의 약국에 근무한 적이 있습니다. 그런데 이분은 안타깝게도 신장 투석 중이셨습니다. 삼선 시의원으로 활동하셨지만, 나중에 구청장으로 출마하였다가 그만 낙선되었는데, 너무나 낙심이 컸는지 이후로 건강에 타격을 받으셨습니다. 사모님 말씀으로는 선거운동 뒷바라지하면서 *탕을 많이 드시게 했다는군요. 그래서 너무 고단백질을 많이 드셔서 콩팥이 안 좋아진 것 같다고 후회하시더라고요. 그게 진짜 콩팥이 안 좋아지는 이유였는지는 확인할 바 없습니다. 아니면 크나큰 충격을 받으셔서 콩팥에도 타격이 왔을 수도 있습니다. 지금은 고인이 되셨지만, 명예보다도 더 소중한 것이 건강이라는 생각이 듭니다. 약간 소식하고, 운동 열심히 하고, 적당한 스트레스 관리, 그리고 가장 중요한 혈당 관리가 콩팥을 지키는 비결입니다.

고혈압과 당뇨병이
콩팥을 망가뜨리는 원리

심장에서 분당 5L의 혈액이 뿜어져 나오고, 그중 1/4인 1.25L가 콩팥으로 유입됩니다. 1.25L 중 혈장 액은 50% 정도인 0.625L 정도 되고, 그중 20%인 0.125L가 여과됩니다. 이렇게 20%의 혈장 액은 보우만 주머니로 넘어간 뒤 80%인 0.5L는 다시 돌아서 나오게 됩니다. 이것을 계산해 보면 사구체 여과율(GFR)은 125ml/분입니다. 하루에 사구체를 통해서 걸러지는 혈장액은 180L 정도 됩니다. 이 180L 중 99%는 재흡수되고, 1%인 1.8L만 소변으로 빠져나가게 되는 것입니다. 어마어마한 양의 혈액이 온몸을 순환하면서 산소와 영양소를 보내주고 이산화탄소와 찌꺼기를 배출하는 것입니다.

혈압이 높은 사람이나 낮은 사람, 체중이 많이 나가는 사람이나, 적게 나가는 사람 모두 사구체의 여과율이 125가 되는 이유는 뭘까요? 그것은 수입 세동맥에 압력을 감지하는 정교한 센서가 있어서 잘 조절해 주기 때문입니다. 혈압이 높아지면 수입(收入) 세동맥을 조여서 유입 양을 줄이고, 혈압이 낮다면 수출(輸出) 세동맥을 조여서 배출량이 줄어들게 만들어서 사구체 여과율을 일정하게 유지 시키는 것이랍니다. 즉 혈압이 높으면 유입량을 줄이고, 혈압이 낮으면 배출량을 줄이는 것이지요. 사람이 손으로 수도꼭지를 잠갔다가 다시 열었다 하듯, 우리의 콩팥을 정교하게 조절해 주니, 콩팥이 제대로 일하고 있는지 염려하지 않아도 잘 돌아가는 것입니다.

만약 사구체 여과율 125보다 유입량이 많아진다면 수분이나 영양소의 재흡수율이 떨어지게 됩니다. 처리할 범위를 넘어버리는 것이지요. 반대로 너무 혈압이 낮아서 사구체 내로 혈액의 유입량이 적어진다면 노폐물이 배출되는 양이 적어질 수 있습니다. 하지만 다행스럽게도 신 사구체의 여과율은 125로 일정하게 유지가 됩니다.

저혈압 상태라서 수입 세동맥에서 유입되는 압력이 낮아지면, 과립 세포(Granular cell)에서 레닌을 분비하게 됩니다. 레닌이 분비되면 수출 세동맥에 있는 안지오텐신(angiotenain) Ⅱ가 강력한 수축작용을 일으켜서 부신피질에 있는 알도스테론이 분비시키므로, 나트륨을 재흡수하여 혈압을 올리게 합니다.

이 과정을 좀 더 세밀히 설명하자면, 레닌이 분비되면 안지오텐시노겐(angiotensinogen)이 분비되고, 그러면 안지오텐신 I 이 안지오텐신 II 로 바뀌는데, 이 과정에, 폐에 있는 ACE[39] 효소의 작용을 받게 됩니다. 안지오텐신 II 는 콩팥의 수출 세동맥에 있으면서 강력하게 수축하여서 혈압을 올리게 됩니다. ACEI 혈압약의 작용은 이 과정을 차단하여서 수출 세동맥 수축이 안 되게 하므로, 수출 세동맥의 혈관이 넓어져서 혈압을 내려주는 것입니다.

정리하자면 혈압이 높으면 사구체 여과율 125를 유지하기 위해서 수입 세동맥을 수축시키고, 수출 세동맥을 이완시켜야 하고요, 혈압이 낮다는 것은 수입 세동맥의 압력이 낮아지고, 원 위 세뇨관의 나트륨 농도가 낮은 상태이므로 과립 세포(Granular cell)에서 레닌을 분비합니다. 레닌이 분비되면 알도스테론이 나트륨을 재흡수시키므로 혈장 액이 증가하고, 수출 세동맥을 수축시켜서 사구체 여과율을 125로 유지하는 것입니다. 콩팥은 이렇게 기가 막히게 잘 돌아가는 자동 시스템을 가지고 있습니다.

사구체 여과율(GFR)은 수축기 혈압 80~180mmHg 구간에서는

---

39 ACE(Angiotensin Coverting Enzyme): 안지오텐신 I 을 안지오텐신 II 로 전환하는 효소, 폐에 존재함

125ml/분을 그대로 유지합니다. 동맥 압력과 정맥 압력이 변하더라도 사구체 주변의 혈관을 수축, 이완하고, 혈장량을 조절하여서 사구체 여과율(GFR)을 일정하게 유지하는 것이지요. 수축기 혈압이 180까지 올라가도 사구체 여과율은 125를 유지한다는 점을 생각하면, 우리 인체는 어느 정도 혈압이 올라가더라도 거뜬하게 견디는 능력이 있는, 매우 뛰어난 창조물이라는 생각이 듭니다.

우리의 혈관은 그 어떤 재질의 탄력성을 가진 고무보다 더 쫄깃하고 질긴 것 같네요. 하지만 무분별한 식사 습관으로 혈관에 당 독소가 끼이고, 노폐물이 쌓여간다면 면역세포의 무차별 공격을 받게 되고, 수많은 활성산소가 발생하여서 너덜너덜해질 것입니다. 그러면 아무리 탄력성 좋은 혈관이나 신 사구체라도 그 이상 버티지 못하고 터지거나 기능을 잃게 될 것입니다.

간독성 물질은 간세포를 파괴해서 간에 있는 효소인 AST, ALT수치가 올라가지만, 신독성이란 신장 세포가 파괴되는 것이 아니고 수입 세동맥이 조여지는 것을 말합니다. 그렇게 되면 신 사구체의 혈류 흐름이 잘 안되므로 산소가 공급되지 못하여서 타격을 받아 망가지는 것이라고 할 수 있습니다.

당뇨병과 콩팥병의 희소식
고순도 감마리놀렌산(GLA)

콩팥은 삼중으로 구성되어서 큰 입자는 절대로 빠져나가지 못하게 되어있습니다. 큰 체에서 한번 거르고, 그다음 중간체로 한 번 더 거르고, 마지막에 아주 가늘고 촘촘한 체로 거르는 식입니다. 그야말로 빗장 수비라고 할 수 있는데요, 인체에 유익한 성분은 가능하면 못 빠져나가게 하고 재흡수해서 몸에 사용하기 위한 세밀한 구조입니다. 인체의 구조는 세상 어떤 물건보다도 더 정밀하고, 정확하고, 엄격하고, 깐깐합니다. 인간의 인체가 그냥 우연히 어떠한 물질이 재조합된 후 진화되어서 생겨났다고 하기에는 너무나 철두철미하고, 한 치의 오류도 용납하지 않는 것 같습니다. 이렇게 각 사람에게 부여받은 소중한 신체를 함부로 사용한다면 나중에 몸의 주인인 자신이 고스란히 대가를 치르게 되겠지요.

혈액은 콩팥 모세혈관에서 걸러지는 물질입니다. 혈액은 생명의 근원이므로 사력을 다해서 밖으로 빠져나가지 못하게 빗장 수비를 하는 것이지요. 그런데 혈액 속에 당 독소가 많아진다면 수출 세동맥의 혈관을 끈끈하게 만들 것입니다. 당 독소는 사구체를 망가뜨리기 때문에 수입 세동맥으로 유입되는 수분량은 많아지고, 수출 세동맥으로 배출되는 수분량은 적어지므로 과여과(hyperfiltration) 시키게 됩니다. 거를 수 있는 범위를 넘어버려서 제대로 거를 수 없습니다. 바구니에 데친 나물을 부어서 건지려 해도 바구니에 이물질이 많이 끼어있으면 바구니 밖으로 물과 채소가 넘쳐버리는 격입니다.

수입 세동맥은 확장되고, 수출 세동맥은 수축하게 되면 들어오는 혈액은 많은데, 나가는 혈액이 적어지므로 신 사구체 구조를 형성하고 있는 메산지움(신 사구체를 둘러 싸면서 공간을 메우는 부분)을 팽창시키고 나중에는 풍선처럼 잔뜩 부푼 상태가 될 것입니다. 그러면 메산지움 안쪽의 혈액 공급이 잘 안 되어서 산소부족증을 유발하게 되어서 콩팥 기능이 망가지게 됩니다. 혈액이 부족한 상태를 만들어서 콩팥 기능이 망가지게 됩니다.

특히 당뇨 환자의 경우 근위(近位) 세뇨관에서 SGLT2[40]가 활성이 증가하여 포도당과 함께 나트륨의 재흡수가 촉진되므로 원위(遠位)

---

40 SGLT2(sodium-glucose co transpoter): 나트륨-포도당 공동 수송체

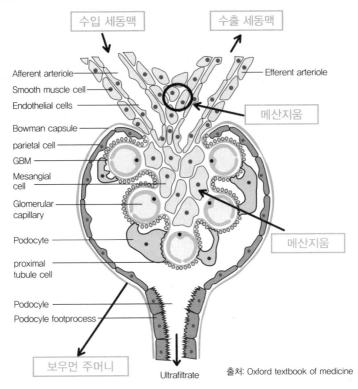

세뇨관에서 감지되는 나트륨의 양이 적어져서 수입 세동맥이 확장
되는 경향이 있습니다.

당뇨로 수입(收入) 세동맥은 확장되고, 수출(輸出) 세동맥이 좁아
지면, 나가는 혈액량이 감소하니까 사구체 내압(內壓)이 증가하게 됩
니다. 이렇게 수입 세동맥에 압력이 더 걸리는 상황이 장기화하면,

혈압이 높아져서 그 여파로 수입 세동맥의 혈관이 두꺼워지고, 좁아지게 됩니다. 고혈압인데도 혈압약을 안 챙겨 먹으면 좌심실 비대가 오는 것과 마찬가지입니다.

우리 인체는 외부에서 압력이 오면 이것을 견디기 위해서 조직을 두껍게 만들어 버립니다. 모든 조직은 부드럽고 탄력성이 좋아야 그 기능을 잘할 수 있는데요, 세동맥이 두꺼워지는 과정이 반복되면 콩팥이 탄력성을 잃고 딱딱해져서 금방 망가질 것입니다. 건강한 사람은 1년에 1 정도의 사구체 여과율(GER) 내려간다면, 당뇨병에 걸리면 1년에 6~10 정도가 내갑니다. 관리가 잘 안 되면 당뇨병 앓은 지 10년 만에 투석하는 사람도 있습니다. 이렇게 당뇨병은 콩팥 기능을 급격하게 망가뜨릴 수 있는 것입니다.

비스테로이드성 소염진통제(NSAID)를 먹으면 염증성 프로스타글란딘(PGE2)을 억제하므로 통증이 억제됩니다. 하지만 소염진통제를 꾸준히 복용한다면 좋은 프로스타글린딘(PGE1)을 억제해서 수입 세동맥을 좁아지게 하므로 콩팥 기능이 서서히 망가지게 될 것입니다. 그래서 소염진통제를 먹으면 자꾸 붓는 것이지요. 진통제 처방약을 받아와서 왜 붓냐고 하는 분들은 그만큼 콩팥 기능이 약하다고 볼 수 있고, 그런 분들은 소염진통제 함량을 줄여야 신장을 지킬수 있습니다.

사실 프로스타글란딘(PGE1)은 수입 세동맥, 수출 세동맥의 혈관을 확장 시켜서 혈류 순환을 도와주므로 콩팥 혈관에 매우 도움을 주는 성분이라고 할 수 있습니다. 감마리놀렌산 고함량 제품을 먹어 준다면 항염증성 프로스타글란딘(PGE1)을 만들어 주어서 콩팥 혈관을 확장 시키므로 콩팥이 안 좋은 사람에게 좋은 영양소라고 할 수 있습니다. PGE1은 염증성 프로스타글란딘 PGE2를 강력하게 억제하여서 염증을 가라앉히고, 조직을 복구하며, 혈류 순환을 돕는 성분입니다. 요즘에는 40% 고함량의 감마리놀렌산이 출시되니 더욱 좋은 반응을 기대할 수 있을 것입니다.

당뇨병성 신경증과
콩팥증의 원인은 산소 부족

고혈압, 당뇨, 이상지혈증 중에서 가장 무서운 합병증을 동반하는 질환은 당뇨병입니다. 뇌, 심장, 발로 가는 혈관은 대(大)혈관, 즉 굵은 동맥과 굵은 정맥입니다. 대혈관이 막히게 되면 뇌졸중, 심장병, 하지 정맥류가 옵니다. 동맥과 정맥이 막히는 증상을 해소하고 예방하는 최고의 성분은 전칠삼(田七蔘) 고순도 사포닌이라고 생각합니다. 혈관 청소의 명수라고 할 수 있습니다. 혈관질환을 염려하는 사람들은 전칠삼 사포닌을 챙겨 먹으면 무척 도움이 될 것입니다. 나토키나제+홍국 성분도 꾸준히 복용하면 도움을 줍니다. 나토키나제는 청국장을 발효시킨 낫토 속에 함유되어 있고, 홍국(紅麴)은 붉은 쌀 효모 속에 함유되어서 천연 스타틴으로 일컬어지는 성분입니다.

눈, 콩팥, 신경으로 가는 혈관은 미세 혈관, 즉 세동맥, 세 정맥, 모세혈관입니다. 미세 혈관을 막는 주요 인자는 고혈당입니다. 미세 혈관 합병증에는 콩팥질환 14%, 망막질환 32%, 신경병증 32% 등이 있습니다. 미세 혈관이 막히면 신경은 산소와 영양분을 공급받지 못하게 되고, 신경 세포에 산소가 차단되면 1~2시간 안에 다시 되돌릴 수 없는 비가역적인 손상이 되기 때문에 당뇨병성 신경증이 생길 수 있습니다.

신경섬유는 여러 개의 긴 신경세포가 다발을 이루고 있는데요, 이 신경세포 다발 내에는 미세 혈관이 있어서 미세 혈관을 통해서 산소와 영양분을 공급받게 됩니다. 신경섬유 속에도 미세 혈관이 있다는 사실이 참 신기하기도 합니다. 신경에도 혈액이 공급되지 않으면 손상되는 것입니다. 당뇨 환자는 당 독소로 인하여 신경 다발 속의 혈관이 좁아지게 되고, 혈류속도가 느려집니다. 차차로 신경세포에는 혈액 공급이 잘 안 되어서 허혈 상태에 놓이게 되므로 손상이 되는 것입니다. 우리 몸 구석구석 혈액이 도달되지 않는다면 곧 그 조직은 괴사 됩니다. 식물도 수분이 공급되지 못하는 잎은 시들고 말라버리는 것과 같습니다.

산소부족증 상태에서는 신경세포가 가장 먼저 손상되고, 그 후 콩팥 세포와 망막세포 순으로 손상됩니다. 신경세포가 산소부족증에 가장 취약합니다. 당 독소는 감각신경, 운동신경, 자율신경을 모두 망가뜨릴 수 있습니다. 말초 신경병증이 생길 때에는 먼저 감각신경이 손상되고, 그 후에 자율신경이 손상되고, 나중에 운동신경이 손상됩니다. 운동신경의 신경섬유가 가장 두꺼워서 산소부족증 상태에 잘 견디고, 감각신경은 신경섬유가 얇아서 가장 취약합니다. 당뇨 환자의 무려 50%가 당뇨병성 신경증으로 간다고 합니다. 굉장히 높은 확률이지요.

이렇게 당뇨병성 말초 신경병증은 말초 신경에 염증이 생기는 신경염이고, 신경 염증은 결국은 저 산소 상태에서 유발되는 것입니다. 당뇨발을 조심해야 하는 이유가 감각신경이 마비되면 발의 상처가 심해지는 것을 미처 깨닫지 못하다가, 잘못하면 버거씨병이 되어서 발가락을 절단하는 사태가 생길 수 있기 때문이지요. 요즘 맨발 걷기가 유행이지만, 당뇨 환자는 발의 작은 상처도 잘 살펴보지 않으면 큰일 나므로 각별한 주의가 필요합니다.

당뇨 환자는 당뇨병성 콩팥병도 생길 수 있는데요, 당뇨병성 콩팥병에도 혈류순환적 요인과 대사성 요인이 관여합니다. 혈류순환적 요인을 생각해 보면 당뇨가 있으면 나가는 혈관인 수출 세동맥 부분이 당 독소에 의해 탄력을 잃고 좁아지게 되면서 사구체에 높은 압력이 걸려 사구체가 손상됩니다. 당뇨가 있으면 콩팥의 손상을 억제하기 위해 혈압이 높지 않아도 ARB나 ACEI 계열의 약을 처방하는 이유는 이러한 약물들이 수출 세동맥을 확장하는 효과가 있기 때문입니다. 인체 어느 기관이든지 잘 들어왔다가 잘 배출되는 것이 중요합니다.

당뇨병성 콩팥증의 대사성 요인을 억제할 수 있는 약물은 없으며 혈당 조절을 강력히 하는 정도로 접근합니다. 당뇨병은 평생 친구처럼 잘 다루면서 지내야 하는 질병입니다. 심한 합병증이 생기기 전에 운동과 식이조절 잘하고, 또 좋은 영양소로 미리 예방하면 좋을 것입니다.

영양소로서 신장을 지키려면 나노 커큐민 제제가 좋은데요, 당 독소와 강력하게 결합하여서 배출시키므로 당뇨병성 신경증과 콩팥증 예방에 무척 도움이 됩니다. 또 감마리놀렌산 40% 제품은 염증을 억제하는 프로스타글란딘 PGE1 생성을 유도하므로 신 사구체의 염증을 억제하고 혈관이 막히는 것을 방지하는 좋은 영양소입니다.

신경증에 도움을 주는 성분 중 한 가지는 비타민 B12입니다. 비타민 B12의 활성형 상태를 메코발라민(메틸코발라민) 이라고 합니다. B12는 메틸기를 전달하여서 포스파티딜콜린을 형성하는 중요한 역할을 합니다. 신경을 감싸고 있는 미엘린 수초의 성분이 바로 포스파티딜콜린이라고 할 수 있습니다. 당 독소로 인해서 미엘린 수초가 망가지면 찌릿찌릿한 신경증에 시달리게 됩니다. 이러한 당뇨병성 신경증에서 회복하는 데 포스파티딜콜린의 구성 성분이 되는 비타민 B12를 포함해서, 오메가-3, 감마리놀렌산(GLA), 활성형 엽산(B9), 세린(아미노산) 등의 영양소가 도움이 됩니다.

당뇨병은 아니지만, 코로나에 걸린 후유증 때문에 찌릿한 신경증으로 고생하는 40대 남성이 우리 약국에 방문하여서 상담 끝에 감마리놀렌산 40% 제품과 비타민 B12 활성형 제품을 꾸준히 복용한 결과 3~4개월째부터 호전되어서 지금도 꾸준히 복용 중입니다. 신경 수초가 벗겨지면 찌릿찌릿한 감각으로 고생하게 되고, 회복하는데 시간이 좀 걸리지만 믿음을 가지고 꾸준히 복용하면 차차로 개선될 수 있습니다.

단백뇨가 나오는 이유

고혈압 상태에서는 수입 세동맥의 아데노신 수용체가 수입 세동맥을 조이게 되므로 콩팥으로 들어가는 혈류량이 줄어들어서 신 사구체는 보호가 됩니다. 하지만 지속적인 고혈압이 신 사구체를 자극한다면 수입 세동맥의 혈관이 좁아지고 혈관 벽이 두꺼워지면서 신 사구체에 혈액 공급이 잘 안 되는 허혈 상태가 되기 때문에 콩팥 기능이 망가질 것입니다. 사구체 안의 면역세포인 마크로파지(machrophage)와 거품 세포가 비정상적인 조직으로 변한 사구체를 공격하게 되어서 사구체가 점점 더 망가지게 되는데요, 결국, 고혈압도 당뇨병과 마찬가지로 콩팥이 망가지는 원인이 됩니다.

반면 당뇨병은 콩팥에서 나가는 혈관인 수출 세동맥이 막히는 것입니다. 당뇨병성 콩팥증에 걸리면 신 사구체를 메우고 있는 메산지움이 거의 터지고 망가지게 되므로, 사구체 여과율(GFR)이 15 이하가 되면 신 투석을 해야 합니다. 콩팥이 망가지는 이유 중 50% 정도는 당뇨 때문이라고 할 수 있습니다. 사구체로 당이 더 많이 걸러지게 되니 끈끈한 당이 신 사구체에 들러붙는 것을 면할 수 없습니다. 근묵자흑(近墨者黑)이라고 하지요. 검은 묵(墨)과 가까워 지면 자연적으로 검어지듯, 당과 가까워 지면 당연히 당화(糖化)되는 것입니다.

Juxtaglomerular apparatus(수입 세동맥의 사구체 옆자리)에 있는 메산지움은 신 사구체 바깥에 있는 메산지움 입니다. 신 사구체 안에도 메산지움이 있지요. 제 생각에 메산지움은 일종의 쿠션처럼 신 사구체를 보호하도록 만들어졌다는 생각이 드는데요, 사구체 안팎으로 메산지움이 보호하고 형태를 유지합니다. 그런데 당 독소는 사구체 안의 메산지움에 무리를 많이 주게 될 것입니다. 당뇨가 있으면 과여과(hyperfiltration) 하게 됩니다. 사람도 일할 수 있는 분량을 초과해서 과중하게 일을 한다면 건강에 이상을 초래하듯이, 신 사구체도 과여과하다 보면 제 기능을 다 발휘하지 못할뿐더러 탈이 나게 됩니다.

결과적으로 메산지움의 조직이 지속적인 자극을 견디지 못하고 변형되어서 과잉 증식(hyperplasia)하게 됩니다. 그러면 사구체의 형태를 유지하고, 완충 역할을 하는 메산지움이 정상궤도를 넘어서 마치 암세포처럼 증식하게 됩니다. 모든 세포가 적당히 존재해야지 과잉증식하면 괴물이 되어버립니다. 나중에는 사구체 안의 모세혈관 자리를 메산지움으로 다 메워버리게 됩니다.

사구체를 보호하는 쿠션 기능은 일찌감치 못하고 속절없이 부피를 키워서 딱딱해지면서 신장에 과중한 부담을 주게 됩니다. 거대해진 메산지움의 덩치에 모세혈관이 한계에 다다르면 모두 망가져서 콩팥 기능을 잃게 되는 것이지요. 당뇨에 걸린 콩팥의 상태는 팽창(expension)이라기 보다, 과증식 또는 비대(hypertrophy)라고 표현하는 편이 더 나을 것입니다. 나중에는 메산지움의 증식 현상으로 쓸데없는 단백질이 신 사구체 안에 가득 차버리게 됩니다.

콩팥은 세 개의 층으로 매우 촘촘한 구조를 하고 있습니다. 모세혈관을 체 같은 구조(membrane)가 덮고 있고, 그 구조(membrane)를 족 세포(podocyte)가 또 덮고 있지요. 그래서 콩팥에서 걸러지는 물질은 아주 작은 입자만 가능한 것입니다. 그런데 만약 당뇨로 인해서 메산지움이 팽창해 버린다면 그야말로 콩팥이 너덜너덜해져서 정교한 필터 기능이 불가능해집니다. 그러면 빠져나오지 말아야 할 알부민이 빠져나오게 됩니다. 이렇게 메산지움이 팽창해서 사구체 여과율이 떨어지기 전에 단백뇨가 나오게 됩니다. 반대로 사구체 여과율이 먼저 떨어지는 사람도 있습니다.

신 사구체에서 나가는 혈관인 수출 세동맥의 혈류상태가 세뇨관 (細尿管)[41]의 상피세포에 막대한 영향을 주게 되는데요, 당뇨로 인해서 당 독소를 거르느라고 수출 세동맥이 계속 수축하다 보면 세뇨관 쪽으로 혈액이 잘 못 가게 되니 세뇨관은 혈액이 부족한 허혈 상태에 빠지게 됩니다. 이때 세뇨관을 보호하기 위해서 ACEI[42], ARB[43] 약물을 쓰는 것입니다. 두 가지 약물은 수출 세동맥을 확장하여서 혈압을 낮추고 세뇨관을 보호하는 약물입니다.

이같이 당 독소에 의한 수입 세동맥의 과여과와 메산지움 세포의 팽창은 수출 세동맥이 과잉 수축하는 원인이 되는 것입니다. 결과적으로 혈액이 잘 공급되지 않아서 세뇨관에 허혈 상태가 유발되므로 산소공급이 안 되니 콩팥 자체가 기능을 잃어버리게 되는 것입니다. 하수구의 배수관이 꽉 막혀서 오물이 그 이상 내려가지 못하는 상황이 되는 것입니다.

---

41 세뇨관(細尿管): 혈액 가운데 있는 노폐물을 소변으로 걸러내는 콩팥 속의 가는 관
42 ACEI(angiotensin coverting enzyme inhihitor): 안지오텐신1을 안지오텐신2로 전환시키는 효소를 억제하여서 혈압을 내리고 혈관을 확장시키는 약물, captopril(캡토프릴) 등의 혈압약
43 ARB(renin receptor blocker): 레닌 수용체를 억제하여서 혈관 수축을 억제하므로 혈압을 내리는 약물, rosartan(로살탄) 등의 혈압약

콩팥 기능 이상
체크 포인트

간과 콩팥은 독성 물질을 몸 밖으로 내보낼 수 있는 장기입니다. 간은 담즙을 통해서 변으로 독소를 내보내고, 콩팥은 소변으로 독소를 내보냅니다. 간이 제대로 담즙을 만들고 있는지는 평가하는 수치는 ALP, GGT(감마 GTP)입니다.

1) 추정 사구체 여과율(eGFR): 콩팥 기능 이상을 확진할 수 있습니다.

2) 혈중 요소질소(BUN=Blood Urea Nitrogen) 수치 :증가하면 콩팥 기능 이상 가능성이 있다고 예측합니다.

3) 크레아틴 수치(Cr)를 측정합니다.

4) 소변의 알부민 농도를 측정함으로 판단합니다.

1. 추정 사구체 여과율(eGFR)

사구체 여과율을 어떻게 파악하면 좋을까요? 사구체에서 떨어지는 양을, 체를 가져다가 받쳐 볼 수도 없습니다. 또 여과되는 수분은 보우만 주머니로 모두 흡수되어 버리므로 정확한 양을 알 길이 없는 것입니다. 그런데 사구체 여과율을 추정할 수는 있습니다, 그것을 추정 사구체 여과율(eGFR)이라고 합니다. 추정 사구체 여과율은 혈액의 크레아티닌(creatinine)을 측정함으로써 계산할 수 있습니다.

2. 혈중 요소질소(BUN=Blood Urea Nitrogen)

인체는 거대한 화학 공장입니다. 탄소, 수소, 산소, 질소로 구성된 단백질을 태우면, 이산화탄소, 물과 더불어 질소 노폐물인 암모니아($NH3$)가 만들어집니다. 암모니아는 간에서 요소(urea)로 전환된 후에 콩팥을 통해 체외로 배설됩니다.

혈액검사를 하면 BUN (blood urea nitrogen) 수치가 나오는데요, 간에서 암모니아를 요소로 잘 전환 시키는지 알 수 있고, 간에서 생성된 요소가 콩팥을 통해 체외로 잘 배설되는지 알 수 있습니다. BUN의 정상 수치는 5~25mg/dl이며, 그 이상, 이하 모두 이상이 있다고 판단합니다.

요소는 콩팥으로 배설됩니다. 요소는 수용성이 매우 좋지만, 담즙으로 배설되지는 않습니다. 담즙으로 배설되려면 담즙산염의 형태를 띠어야 가능합니다. 요소는 100% 소변으로 배설됩니다. 사구체 여과율이 높다면, 요소가 잘 배설될 것이고, 낮다면 혈액 속에 요소가 많이 남아 있을 것입니다. 하지만 요소의 양을 측정해서 사구체 여과율을 측정할 수는 없습니다. 혈중 요소질소(BUN) 수치는 어느 정도 사구체 기능을 추정할 수는 있지만 정확한 것은 아닙니다. 왜냐면 단백질 식사를 많이 하면 요소의 양이 많아지므로 식사의 종류에 따라서 수치가 달라지기 때문에 BUN 수치로 사구체의 기능을 정확하게 추정하는 데에는 무리가 따릅니다. 요소는 걸러져서 일부 재흡수 되지만, 크레아티닌은 걸러진 후에 배설됩니다.

만약 콩팥 기능이 저하되면 체내에 쌓이게 됩니다. 급성 신장 손상(AKI)이나, 만성 신부전(CKD)의 경우에 BUN 수치가 증가합니다. AKI, CKD 경우에 신 사구체 여과율이 감소하게 되고, 부신피질 호르몬제 투여는 단백질을 분해하므로 BUN이 증가할 수 있습니다. 고단백 식사도 BUN을 증가시킵니다.

BUN 수치가 증가하는 경우

1) 간에서 암모니아를 요소로 정상적으로 전환하지만, 콩팥 기능이 떨어져서 콩팥에서 요소를 체외로 배설하지 못하는 경우 BUN이 증가하고, 증가한 상태를 질소혈증(azotemia)이라고 합니다.

2) 위장관에서 출혈이 되면 피는 단백질이기 때문에 암모니아 생성량이 증가합니다. 간에서 암모니아를 요소로 전환이 증가하므로 BUN이 증가합니다.

3) 스트레스를 많이 받게 되면 스트레스 호르몬인 코르티솔 농도가 증가하는데, 코르티솔은 단백질 분해를 증가시킵니다. 그래서 암모니아가 증가하게 되고 요소가 증가합니다. 스테로이드 제제를 고용량 투여해도 BUN이 증가하게 됩니다.

4) 탈수가 일어나면 콩팥으로 가는 혈류를 감소시키게 되므로 요소의 배설량이 저하되니 BUN 수치가 증가합니다.

BUN 수치가 증가하는 경우를 정리하자면 신부전, 신독성 유발 약제, 요로 폐쇄, 혈액량 저하, 화상, 쇼크, 심근경색, 소화기 출혈, 과다한 단백질 섭취, 기아, 패혈증 등이 있습니다.

BUN 수치가 정상보다 감소하는 경우:10 mg/dl 이하
1) 간 질환이 있으면 암모니아를 요소로 전환하지 못하므로 BUN 수치가 감소하게 됩니다.

2) 단백질 식사를 하지 못하는 상황(영양실조)에서도 BUN 수치가

감소합니다.

BUN 수치 감소를 정리하자면 간부전, 저단백식이, 임신, 다뇨, 신증후군 등의 요인이 있습니다.

콩팥이 안 좋은 분들이 조심해야 할 약물 중 제산제인 시메티딘과 화학 요법제인 트리메토프림(상품명: 셉트린)은 사구체 분비를 감소시키므로 혈장 크레아티닌 농도를 증가시킵니다. 이 두 가지 약물 말고도 장기적으로 복용하는 약들은 대부분 간과 신장 그리고 위장장애를 유발하기 쉽고, 콩팥 기능이 떨어진 분들은 몸에 좋다고 해서 먹는 보약들도 간과 콩팥에 부담을 줄 수 있으므로 주의하는 게 좋습니다.

3) 크레아티닌은 단백질을 많이 먹는다고 많이 생기는 성분이 아니고, 근육에서 녹아 나오는 것입니다. 근육에는 크레아틴(creatine) 과 크레아틴 인산(phosphocreatine) 두 가지가 존재하는데요, 두 성분이 상호 전환되면서 ATP가 만들어집니다. 조효소는 근육 효소 CK(Creatine Kinase)입니다. 크레아틴 중 하루 1% 정도가 크레아티닌(creatinine)으로 전환되고, 크레아틴 인산은 하루 2.5% 정도가 크레아티닌으로 전환됩니다.

사람이 생활하려면 크렙스 회로가 잘 돌아가서 ATP가 만들어져야 근육이 움직일 수 있습니다. 그런데 인체에서는 이 과정이 원활하지 못할 경우를 대비해서 크레아틴 인산을 만들어 놓았습니다. 크레아틴 인산은 즉각적으로 에너지를 생성할 수 있으므로 인체에서 비상으로 만들어 놓은 보조 배터리라고 생각할 수 있습니다. 하지만 고령이 되면 크레아틴 인산도 잘 안 만들어지므로 조금만 신체를 움직여도 근육에서 힘이 빠질 수가 있습니다. 크레아티닌은 식사와 상관없이 일정하게 유지되고, 신장으로 배설됩니다. 그래서 혈액 속의 크레아티닌 수치를 가지고 신장의 기능을 추정할 수 있습니다.

크레아티닌의 정상적인 농도는 0.6~1.3mg/dl입니다. 여성은 0.6~1.1mg/dl, 남성은 0.7~1.3mg/dl 가 정상 수치입니다. 2~3mg/dl 이상이면 신부전의 위험이 있고, 수치가 두 배로 증가하면 콩팥 기능이 50% 정도 감소 되었다고 해석합니다. 수치가 10mg/dl 이상이라면 는 신장 투석이 필요합니다.

BUN과 크레아티닌 농도를 감소시키는 요인으로 간기능(肝機能) 부전이 있고, 암모니아 농도가 높은 간성(肝性) 혼수는 BUN 수치를 감소시킵니다. 그리고 근육량이 감소하면 혈장 크레아티닌 농도가 감소합니다. 간에서 암모니아 대사가 잘 안 되면 요소가 감소할 것입니다.

1) BUN 수치가 높을 때는 신기능을 높여주며 염증을 개선하는 게 좋을 것입니다. 나노 커큐민과 감마리놀렌산 고순도 제품이 도움을 줍니다.

2) BUN 수치가 낮을 때는 요소회로(urea cycle)를 활성화해서 암모니아 배설을 촉진하면 좋으므로 아르기닌, 시트룰린, 아스파라긴산, 오르니틴 등의 제제가 도움이 될 것입니다. 그리고 간 해독에 필요한 실리마린 제제나 간의 2상 대사를 잘 돌려주는 아미노산 제제도 도움이 됩니다.

CKD 단계에 따른 유병률

Complication	사구체여과율(ml/min/1.73m2)					Reference
	≤90	60-89	45-59	30-44	<30	
빈혈	40%	4.7%	12.3%	22.7%	51.5%	366
고혈압	18.3%	41.0%	71.8%	78.3%	82.1%	366
Vit D 부족	14.1%	9.1%	10.7%		27.2%	367
산증	11.2%	8.4%	9.4%	18.1%	31.5%	366
고인산혈증	7.2%	7.4%	9.2%	9.3%	23.0%	366
고알부민혈증	1.0%	1.3%	2.8%	9.0%	7.5%	366
갑상선 항진증	5.5%	9.4%	23.0%	44.0%	72.5%	366

출처: KDIGO 자료:국제 신장학회 가이드라인

사구체 여과율(GFR)이 30 이하인 경우(CKD 4~5단계)부터는 칼륨 수치, 인의 수치를 전문의의 체크에 따라서 관리하게 됩니다. 크레아티닌, 추정 사구체 여과율(eGFR) 모두 고려해서 판단합니다.

라식스 먹던 여성
감마리놀렌산 복용 후 좋아진 사례

우리 약국에 이뇨제 라식스(퓨로세마이드) 처방전을 주기적으로 가지고 오는 60대 초반의 여성이 있었습니다. 이 사람은 전에는 우리 약국에 오던 단골이 아닌데요, 어느 날부터인가 아침에 약국 문을 연 지 얼마 안 된 이른 시간에 라식스 20정 정도의 처방전을 내밉니다. 사실 이 약을 장기 투여하면 신 사구체의 나트륨, 칼륨의 미네랄 균형을 깨기 때문에 신기능이 망가져서 투석에 이를 수 있습니다. 제가 이 약을 계속 먹으면 안 된다고 말해도 주변에 고령인 의사분이 환자의 청탁에 못 이겨서 계속 처방전을 발행하는 듯했습니다. 솔직히 말해서 의약분업 전에는 스테로이드제를 비롯한 이런 위험한 약들이 검증 없이 마구 판매되기도 하였지만, 지금은 의약분업 된 지 20년이 훨씬 넘어서 대부분 라식스 처방이 분별없이 발행되지는 않는 것 같습니다.

저하고는 친분도 별로 없고 말수도 없는 분이라 꾹 참고 처방전대로 약을 드리다가 마침내 참을 수가 없어서 한마디 했습니다. "그러지 말고 감마리놀렌산 고순도 제품이 출시되었는데, 콩팥 기능 회복에 도움 되니 한번 드세요"라고 말했습니다. 그 후 이분은 언젠가부터 모습을 볼 수가 없었습니다.

그러던 어느 날 이분이 마침내 약국에 오셨는데 그간 다른 곳으로 이사 가서 못 왔다고 했습니다. 그때 제가 한 말을 잊지 않고 기억했다가 멀리 버스를 타고서 영도구 우리 약국에 방문한 것입니다. 그 콩팥 기능에 좋다던 제품을 달라고요. 그래서 감마리놀렌산 40% 제품을 하루 한 캡슐씩 드시라고 해서 두 달분을 가져가셨습니다.

그 후 바쁜 약국 업무에 잊고 지냈는데요, 두 달 후에 이분이 또 찾아오셨습니다. 이번에는 바싹 마르고 까무잡잡하던 피부색이 한결 밝아 보이고 전체 피부 결이 촉촉해 보였습니다. "약사님께서 지난번에 주신 제품 먹고서 이젠 그전과 같이 붓지 않네요. 제가 투석하게 될 줄 알고 무척 걱정했는데, 이 제품 먹고서 병원에서 검사해 보니 아직 투석은 안 해도 되고 수치가 좋아졌데요~" 겨우 두 달 GLA40을 복용했을 뿐인데 그냥 봐도 훨씬 나아진 그분의 모습을 보고서 무척 놀라기도 하고 한편으로 안심이 되었습니다. 이분은 그 이후에 라식스를 전혀 먹지 않았다고 합니다. 제가 약사라서 다행이고, 이렇게 좋은 영양소 공부를 해서 한 사람의 콩팥 기능이 좋아지므로 투석을 안 하게 된다면 얼마나 보람 있는 일인가요? 그분은 또 다시 두 달 분을 가져가셨는데요, 다시 오실 때 더 좋아진 모습을 기대해 봅니다.

당뇨병성 신장병에
도움을 주는 천연물 제제

당뇨병성 신증의 병태생리적인 문제인 혈액순환 장애와 대사장애로부터 세포를 지키는 방법이 중요한데요, 혈액순환 장애를 개선하려면 수입 세동맥과 수출 세동맥에 탄력을 주어야 할 것입니다. 너덜너덜해진 사구체 혈관을 복구시켜야 합니다. 이것을 위해서 좋은 프로스타그란딘(PGE)을 공급하면 되는데요, 감마리놀렌산은 항염증성 프로스타글란딘 PGE1의 원료가 되므로 고순도 감마리놀렌산(GLA)을 꾸준히 복용해 준다면, 수출 세동맥과 수입 세동맥에 탄력을 주는 데 무척 도움이 됩니다.

대사성 요인에는 당 독소(AGEs)가 관련이 있고, 폴리올 대사계(polyol pathway)와 활성 산소종(ROS)과 관련이 있습니다. 당뇨병으로 인한 대사장애는 메산지움 세포에 초점을 맞추면 됩니다. 당뇨

관리가 안 되면 메산지움 세포가 팽창되고 쓸데없는 단백질이 만들어지는 이유가 당 독소와 폴리올 대사계 때문이라고 할 수 있습니다. 이런 과정을 모두 억제하는 좋은 대안으로써 나노 커큐민을 당뇨약과 더불어서 꾸준히 챙겨 먹는다면, 당 독소를 밖으로 배출시킬 수 있으니 신장 질환 예방에 탁월한 것입니다.

약국에서 당뇨약만으로 조절이 잘되지 않는 환자들을 많이 만납니다. 이분들에게 나노 커큐민과, 바나바, 여주에서 유효성분만을 추출한 제품을 동시에 드렸을 때 당뇨 수치와 당화혈색소가 내려가는 분이 여럿 있습니다. 당뇨 합병증으로 찌릿한 신경증이나 신장 질환 예방을 위해서 감마리놀렌산 40% 고순도 제품까지 동시에 드리면 더욱 좋아지는 분들이 많습니다.

만약 투석 전 단계에 있다면, 예를 들어서 사구체 여과율(GFR)이 30, 40, 50 이하이라면 고순도 감마리놀렌산과 나노 커큐민으로 관리해 본다면 무척 도움이 될 것으로 예상합니다.

당뇨와 신장에 도움 되는 천연물을 정리해 보면
1) 고순도 감마리놀렌산 제제는 미세 혈류를 개선하고 염증을 억제합니다.

2) 나노 커큐민은 당 독소를 줄이고 당화혈색소를 감소시킵니다.

3) 바나바 속의 코로솔 산은 세포 내 신호전달 과정을 교정해서 인슐린 저항성을 개선합니다.

콩팥 기능 회복에 좋은
유산균 생성물질

　제가 콩팥 기능이 안 좋은 분들에게 추천하는 제품으로 염증을 가라앉혀 주는 감마리놀렌산 40% 고순도 제품과 더불어서 콩 발효 유산균 생성물질이 있습니다. 장 기능이 무척 안 좋아서 악성 부패균이 많아지면 나쁜 가스가 항상 부글거리게 되고, 설사나 변비로 고생하게 됩니다. 장 기능이 나쁘면 장간 순환을 통해서 간의 기능도 나빠지고 혈액도 탁해집니다.

　그런데 일반적인 우유를 발효한 유산균인 프로바이오틱스는 먹을 때는 장 속 부패균이 잠시 억제되었다가 제품을 끊으면 재발 되는 경향이 있습니다. 물론 그 사람의 식습관을 바꾸기가 쉽지 않기 때문이기도 합니다. 그런데 우유 말고 콩을 3일간 발효시킨 유산균 생성물질은 그 안에 천연 항균 작용하는 박테리오신이 다량 포함되어서 악성 유해균을 사멸시킬 뿐만 아니라 나만의 고유 유익균을 길러주므로 장누수증후군으로 고생하는 사람들에게 굉장히 좋은 대안이 되고 있습니다.

유산균 생성물질 제품은 몇 회사에서 수입 판매되거나 국내 생산도 가능한데요, 분말 타입과 액상 타입이 있습니다. 특히 액상 타입 콩 발효 포스트바이오틱스 제품 안에는 박테리오신이 약 40% 정도 함유되어서 장 기능 때문에 고생하는 사람들이 복용 후 좋아진 사례가 무척 많은 편입니다.

콩팥 기능이 나쁜 사람들은 특히나 투석 중이라면, 아무 영양제나, 식품을 복용하면 안 되고 병원에서도 의사분들이 일체 지시 외에 어떠한 영양제라도 복용을 금하도록 지시합니다. 그러니 콩팥 기능이 나쁜 사람들에게 어떠한 제품을 권한다는 자체가 무척 어렵습니다. 그런데 이 식물성 유산균 생성물질은 가능합니다. 그냥 먹어도 좋고, 액상 제품 한 포를 물에 희석해서 몇 번 나누어 마셔도 상관없습니다. 암 환자들은 생균으로 만든 유산균은 면역력이 약하므로 함부로 먹다가는 오히려 유산균에 의해서 공격을 받게 되므로 함부로 먹으면 안 되는데요, 이 식물성 유산균 생성물질은 열처리한 사균체로 면역력이 매우 떨어진 암 환자들도 복용할 수 있습니다.

면역력을 증가시키려면 장 기능이 무척 중요합니다. 베타글루칸, 아라비녹실란 같은 면역증강제와 더불어서 장 기능을 정상화하는 유산균 생성물질을 같이 복용할 경우 면역력 증강의 시너지 효과가 있습니다. 특히 콩팥 기능이 무척 나빠진 분들도 꾸준히 복용하면 면역력도 좋아지고 장 기능이 좋아집니다. 당 독소에 의해서 콩팥 기능이 손상을 입게 되면 면역세포의 과다한 공격으로 활성산소가 발생할 수 있는데요, 장 기능을 좋게 하는 제품은 과도한 면역 과잉 반응까지 줄여주므로 콩팥 기능을 회복하는 데 도움이 된다고 생각합니다.

유산균 생성물질의 유해균 사멸 작용은 위장 내 부패균까지 억제하므로 위장 기능도 좋게 하니 위와 장의 부패 된 유해균 수가 줄어들기 때문에, 혈액도 맑아지고 전체적인 신체기능이 호전되는 기초가 마련되는 것입니다. 장 기능 정상화는 혈액을 정상화하고 뇌 신경 전달물질도 잘 만들게 도와주므로 가화만사성이 아니라 장안만사성(腸安萬事聖)이라고 표현하고 싶네요.